MEINE TOCHTER ELISA

edition
innsalz

Cornelia Willner-Riedl
Meine Tochter Elisa

Herausgegeben von:
edition innsalz
A-5282 Ranshofen/Osternberg, Ranshofner Straße 24 a / A2
Tel. +43/664/338 24 12, Fax +43/77 22/646 66-4
Homepage: www.edition-innsalz.at, E-mail: edition.innsalz@ivnet.co.at

ISBN 978-3-902616-29-6
1. Auflage November 2009

Gestaltung und Druck: Aumayer Druck und Verlag
A-5222 Munderfing, Gewerbegebiet Nord 3
Telefon: +43/7744/200 80, E-mail: office@aumayer.co.at

Cornelia Willner-Riedl

MEINE TOCHTER ELISA

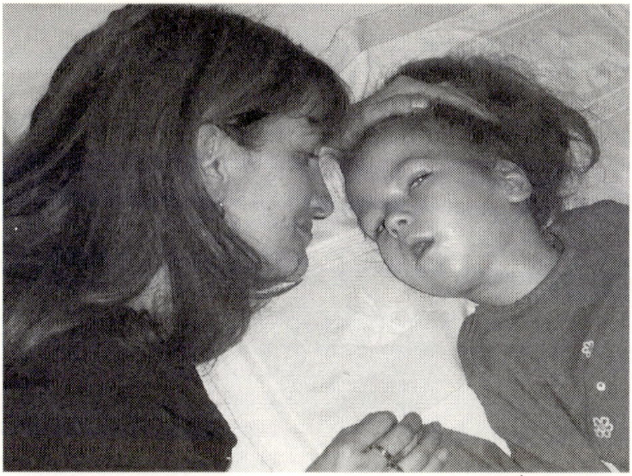

Inhalt

Vorwort

Don´t dream it, be it! Wer kennt ihn nicht, diesen Satz aus Richard O`Briens brillanter Rocky Horror Show. Eine Liedzeile, die für viele zum Lebensmotto wurde.
Ja, gerne wäre ich ihm auch gefolgt, wenn da nicht so vieles in meinem Leben ganz anders gekommen wäre, als ich mir das jemals zuvor gedacht hatte.
Für jene, die nun glauben, ich würde mich auf den nun folgenden Seiten im Selbstmitleid ergießen und die Welt und alle anderen dafür versuchen verantwortlich zu machen, dass in meinem bisherigen Leben nun mal eben nicht alles so gelaufen ist, wie ich mir das gewünscht hätte, sei gesagt, sie können sich getrost zurücklehnen. Damit werde ich sie bestimmt nicht langweilen.
Ich schrieb dieses Buch nicht um Mitleid zu erhaschen oder besondere Anerkennung zu erlangen. Mein Gott nein, ich bin ja kein unglücklicher Mensch und ganz sicher auch nicht Mutter Teresa. Meine Beweggründe bestanden eher darin, anhand meines bisher Erlebten anderen einen besseren Einblick zu geben in ein Leben, das sich doch von dem der meisten Menschen ganz gravierend unterscheidet.
Es soll aber auch jenen Mut machen, die vielleicht mit ähnlichen Schicksalen konfrontiert sind und sich mit ihren Problemen überfordert oder alleingelassen fühlen.
Es soll dazu anregen, ständig nach vorne zu blicken und unbeirrt seinen Weg weiterzugehen.

Ich nahm mir in diesem Buch auch die Freiheit meinen schwärmerischen Gedanken und meinen Träumen freien Lauf zu lassen, was natürlich das Risiko in sich birgt, dass dies vom Leser nicht verstanden oder sogar als lächerlich empfunden werden könnte.
Ich ging dieses Risiko aber gerne ein, denn ich hatte nicht vor mit diesem Buch Preise zu gewinnen oder als erfolgreiche Autorin in die Schriftstellerannalen einzugehen. Nein, mir ging es einfach nur darum meine Gedanken zu Papier zu bringen. Dieser Selbstzweck wurde hiermit erfüllt, und sollte dieses Buch nun auch von einigen Menschen gelesen werden, so wäre das eigentlich nur noch die Draufgabe.

Ein noch ganz normales Leben

Ich war fünfzehn, als ich meinen ersten Mann kennen lernte. Aus dieser ersten Jugendliebe entwickelte sich eine innige Beziehung, die sehr viele Jahre anhalten sollte. Ich hatte eine ganz normale Biographie, ging zur Schule, machte mit neunzehn meine Matura und erfüllte mir danach meinen ersehnten Wunsch ein Studium zu beginnen.

Zum ersten Mal war ich allein in einer großen Stadt und hatte natürlich große Erwartungen an das aufregende Studentenleben. Aus heutiger Sicht war wohl die feste Beziehung zu meinem Freund damals eher hinderlich für ein wildes Studentenleben und außerdem war ich, um ehrlich zu sein, auch nicht der Typ dafür. Ich fuhr brav jedes Wochenende nach Hause, da ich große Sehnsucht nach meinem Freund hatte, und hatte so auch kaum Gelegenheit Studentenfreundschaften zu pflegen und Partys zu feiern. All das, was mich immer so anzog und worauf ich mich schon so gefreut hatte, Demos, Studentenfeten mit lauter Musik und ein bisschen Gras, ja einfach das, was man sich unter einem „anständigen" Studentenleben eben so vorstellte, war nur noch Schall und Rauch und hatte mit meinem wirklichen Leben rein gar nichts zu tun.

Während der Woche ging ich zur Uni und am Wochenende war ich zu Hause, bei meinem Freund in unserer 3000 Seelen Gemeinde. Freilich, für meine Freunde zu Hause war ich die Studentin, die aus der Stadt kam, und ich genoss es auch, zumindest den Schein zu wahren, als hätte ich ein aufregendes Studentenleben. Natürlich wusste ich, wie bieder mein Leben war, und eigentlich hatte ich ständig das Gefühl etwas zu versäumen. Aber es war auch sehr bequem, so wie es war, und ich war auch viel zu feige für wirkliche Veränderungen.

Mein Freund und ich beschlossen nach zehn Jahren des Zusammenseins zu heiraten und ich schloss auch nach einiger Verzögerung mein Studium erfolgreich ab.
Ich hatte ein schönes, ruhiges und unbeschwertes Leben, einen wirklich netten Mann, um den mich wohl viele beneideten. Wir lebten in einem schönen Haus, und ich hatte auch viele Freunde. Es war eigentlich alles so, dass man zufrieden sein musste, aber ich war es nicht.
Es war alles so einfach, so wenig aufregend und so angepasst. Außerdem beschlich mich auch immer wieder ein komisches Gefühl, das mich danach fragen ließ, ob es denn wirklich sein könne, dass ich so ein leichtes Leben hatte, oder ob da nicht vielleicht doch noch irgendwann einmal etwas passieren könne. Hinzu kam natürlich auch, dass dieses Leben für mich fast schon zu einfach und zu bequem erschien und ich immer mehr die Lust nach Abwechslung und Abenteuer verspürte. Kein Wunder. Ich war Mitte Zwanzig und mein Leben lief jetzt schon in so festgefahrenen Bahnen, das konnte doch für die nächsten fünfzig Jahre nicht so weitergehen.
Die Sehnsucht etwas Aufregendes zu erleben, dieses ständige Gefühl der innerlichen Unruhe und diese, für andere so völlig unverständliche, Unzufriedenheit, dazu auch noch der Alltag, der uns einfach schon eingeholt hatte, all das war es wahrscheinlich, was mich mit meinem zweiten Ehemann und jetzigen Lebenspartner zusammenbrachte. Er war ein alter Freund meines Mannes, und auch ich kannte ihn eigentlich schon ewig. Wir waren uns immer schon sehr vertraut und sahen uns sehr oft.
Da meine mittlerweile schon zwölf Jahre andauernde Partnerschaft vom Alltag eingeholt worden war und unsere Beziehung nach so vielen Jahren mehr an eine Bruder-Schwester-Beziehung, als an eine aufregende Liebesbeziehung erinnerte, erwischte ich mich immer öfter dabei in Gedanken meinen Träumen und Phantasien nachzuhängen.
Ich hatte immer mehr das Gefühl, dass das, was mein Leben bisher ausmachte, trotz all der Sicherheit und Geborgenheit,

in der ich mich befand, doch noch nicht alles gewesen sein könnte.
Herbert kam mir immer öfter in den Sinn. So ergab schließlich eines das andere und ich verließ meine heile und sichere Welt und war bereit für ein neues Abenteuer.
Ich ließ mich scheiden und zog mit Herbert zusammen. Wir waren irrsinnig verliebt, und die ersten Monate waren wirklich unglaublich. Da Herbert zu dieser Zeit noch im Ausland arbeitete, waren wir viel voneinander getrennt. Vielleicht machte aber gerade diese räumliche Trennung einen Teil des Reizes und der Spannung in unserem Leben aus.
Wir verlebten tolle, aufregende Zeiten, waren bei unzähligen Rock-Konzerten, verlebten Tage in Amsterdam und anderen Städten, und verbrachten unglaubliche Stunden miteinander.
Nach einem Jahr beschlossen wir zu heiraten. Eigentlich komisch, warum man immer gleich heiraten muss. Ich bekam einen tollen Job und auch er machte sich beruflich in der Gegend sesshaft. Wir bauten ein Haus und das einzige, was zu unserem Glück noch fehlte, war ein gemeinsames Kind. Wir hatten Glück, und alles lief wie geplant. Ein Jahr später kam unsere erste Tochter Jennifer zur Welt. Der Tag ihrer Geburt war wohl der schönste für uns beide.
Wir waren schon ein bisschen ruhiger geworden und freuten uns auf ein harmonisches und glückliches Familienleben. Unsere Tochter Jenny war das größte Glück für uns. Sie war ein wunderschönes gesundes Kind und obendrein auch noch irrsinnig brav und unkompliziert. Sie schlief die Nächte durch und war tagsüber fast immer gut gelaunt. Freilich mussten wir uns nun ein bisschen zurücknehmen, auf manches verzichten, aber das taten wir gern und wir liebten unser Leben, so wie es nun war.
Es war schon in Ordnung für uns, in den ersten Jahren die eigenen Bedürfnisse ein wenig zurückzuschrauben.
Das bedeutete keine wirklichen Entbehrungen für uns. Außerdem wussten wir doch, oder glaubten es damals zumindest zu

wissen, dass, sobald Kinder größer sind, auch für uns wieder mehr Zeit übrig bleiben würde um wieder unseren eigenen Interessen nachzugehen.
Reisen in ferne Länder und interessante Städte konnten ruhig noch warten. Wir waren voll auf Familie eingestellt, hatten aber vor, mit den Kindern, (wir wollten ja mehr als eines), wenn sie im richtigen Alter wären, dies alles nachzuholen. Wir wollten unseren Kindern die Welt zeigen und hatten auch selbst Pläne für uns, die wir uns dann, wenn die Kinder größer sein würden, erfüllen könnten. Außerdem gab es da auch eine Oma, die ihre Enkel lieben würde und natürlich auch gerne ab und zu einmal auf die lieben Kleinen aufpassen würde, wenn wir einmal eine Auszeit brauchen sollten. Ja, so hatten wir uns das gedacht. So hätte es ja auch gehen können, vorausgesetzt wir wären, so wie die meisten anderen, eine ganz normale Familie mit gesunden Kindern.

Elisas Geburt und die ersten Wochen im Krankenhaus

Unsere Tochter Jenny war noch nicht ganz drei Jahre alt, als wir gemeinsam beschlossen, dass wir unbedingt ein Geschwisterchen für unsere Tochter wollten.
Sie sollte nie alleine sein, sie sollte ein Geschwisterchen haben, zum Spielen, zum Tollen, aber vor allem ein Geschwisterchen, mit dem sie sich gemeinsam freuen und mit dem sie gemeinsam lachen könnte.
Wir mussten auch nicht lange warten. Ich wurde bald nach unserem Entschluss schwanger und durchlebte eine problemlose zweite Schwangerschaft. Bei den Schwangerschaftsvorsorgeuntersuchungen war immer alles in Ordnung. Ich bekam wunderschöne Ultraschallfotos, auf denen man unser Baby beim Daumenlutschen sah und, anders als bei Jenny, lag dieses Baby sogar richtig. Das war meine einzige Sorge, dass wir nur ja keine Steißlage hatten, da ich unbedingt wieder eine natürliche Geburt wollte.
Ich schmiedete Zukunftspläne und stellte mir in Gedanken vor, wie schön es werden würde, die beiden Kinder beim Lachen und Spielen im Garten zu beobachten.
Auch Jenny freute sich schon riesig auf ihr Geschwisterchen. Zu Hause wurde alles für das Baby hergerichtet und die wunderschöne weiße Holzwiege, in der schon unsere Jenny gelegen war, wurde ins Wohnzimmer gestellt. Jenny lag zwar nur zwei Monate in dieser Wiege, da sie dann schon zu groß war, aber sie schlief in diesen ersten zwei Lebensmonaten einfach wunderbar darin, und auch das neue Baby sollte in dieser Wiege in seinen ersten Monaten schlummern dürfen.
Schließlich war es dann so weit. Ich wurde ziemlich früh am Morgen wach und spürte die ersten Wehen. Eigentlich ganz

entspannt und ohne Angst, denn ich wusste ja schon, was mich erwartete, weckte ich meinen Mann und unsere kleine Tochter. Der Koffer fürs Krankenhaus war gepackt und wir fuhren zu meiner Mutter um Jenny zu ihr zu bringen. Wir hatten Jenny vorher schon oft erklärt, wie es sich abspielen würde, wenn Mama das Baby bekommt. Sie wusste, dass sie dann bei Oma bleiben müsse, bis Papa kommen und ihr vom Baby erzählen würde. Wir hatten ihr erklärt, dass ich ungefähr eine Woche im Krankenhaus sein würde und sie mich und das neue Geschwisterchen mit Papa jeden Tag besuchen kommen könnte.

Jenny wurde also bei ihrer Oma abgegeben und mein Mann und ich fuhren ins Krankenhaus. Die Wehen wurden immer stärker, aber ich wusste von meiner ersten Geburt, wie das so ablief und war wirklich sehr entspannt. Im Krankenhaus angekommen wurde ich untersucht, und es wurde uns gesagt, es wäre alles in Ordnung und es würde nicht mehr sehr lange dauern.

Anschließend wurde ich in den Kreißsaal gebracht, mein Mann war natürlich dabei, er war ja auch bei der Geburt unserer ersten Tochter dabei.

Im Vergleich zu Jennys Geburt ging diesmal alles recht schnell. Die Geburt verlief ohne Komplikationen und nach zwei Stunden war unsere süße kleine Elisa endlich da.

Die Freude war unbeschreiblich. Noch ein Mädchen. Mein Mann hatte sich ja noch ein Mädchen gewünscht, und ich freute mich über eine Schwester für unser großes Mäderl.

Ich hatte auch das Gefühl, nun alles erfüllt zu haben, quasi mit der Geburt unserer zweiten Tochter meinen Beitrag geleistet zu haben. Nun war alles, was wir uns für unsere Familienplanung vorgenommen hatten, vollführt. Es war nicht nur die große Freude über unsere kleine Tochter sondern auch eine innerliche Erleichterung und Zufriedenheit, die sich in mir ausbreitete.

Elisa weinte nach der Geburt nur sehr zaghaft, aber die Hebamme sagte uns, das wäre ganz normal nach der Erschöpfung.

Sie war wunderschön.
Sie wurde gewogen, abgemessen und gebadet, und der überglückliche Papa durfte überall mit und hielt sein kleines Mädchen ganz stolz im Arm.
Schließlich legten sie mir das kleine Wesen in die Arme, und wir konnten unser Glück kaum fassen.
Herbert fuhr anschließend zu Jenny und Oma nach Hause und telefonierte mit sämtlichen Freunden und Bekannten und verkündete die frohe Botschaft.
Mir ging es wunderbar, und so wurde ich mit Elisa in ein Zimmer verlegt.
Wir waren vier Frauen im Zimmer, eine glücklicher als die andere. Herbert kam mit Jenny am Nachmittag wieder, und auch meine Schwester und meine Eltern konnten es nicht mehr erwarten und standen schon am ersten Tag auf der Matte.
Elisa war ein süßes Mäuschen. Genau richtig, aber ziemlich geschafft kam sie uns vor. Sie schlief die ganze Zeit und sah dabei aus wie eine kleine Prinzessin.
In der ersten Nacht wurden die Kinder den Müttern zum Stillen gebracht. Das war ein Geschrei, kaum zu glauben, wie so kleine Erdenbürger schon schreien können, nur meine Elisa schlief und gab kein Geräusch von sich. Sie wurde mir zwar zum Stillen gebracht, aber das ging überhaupt nicht, da das kleine Mäuschen einfach nicht wach zu bekommen war. Die Krankenschwester meinte, das würde nichts ausmachen, sie wäre halt noch total geschafft von der Geburt. Am nächsten Tag würde das schon anders werden. Der nächste Tag kam, aber es wurde nicht anders, und mein Kind schlief noch immer.
Sogar beim Baden, das ich ja schon selbst machen durfte, gab sie keinen Pieps von sich. Sie ließ sich auch so hängen fand ich, aber von den Kinderschwestern hörte ich nur, es wäre alles in Ordnung. Sie stellten die Vermutung auf, Elisa wäre vielleicht ein bisschen vor der Zeit auf die Welt gekommen und deshalb ein wenig schwächer als die anderen Kinder. Aber das würde schon werden. Mir kam das komisch vor. Elisa hatte bei der Geburt 3 Kilo und war 50 cm groß, wieso sollte sie dann

schwächer sein? Sie kam mir auch so blass vor. Aber ich glaubte den Schwestern und versuchte mir noch keine großen Sorgen zu machen. Schade fand ich nur, dass der Kinderarzt, der die Neugeborenen in der ersten Woche untersuchen sollte, erst in zwei Tagen kommen würde. Es wäre mir halt lieber gewesen, er hätte sich Elisa schon mal angeschaut, denn plötzlich beschlich mich eine innere Unruhe.

Es kam der dritte Tag. Elisa schlief noch immer und war schon sehr blass. Obwohl mich die Schwestern immer noch beruhigen wollten und noch immer niemand im Krankenhaus einen Grund zur Besorgnis sah, läuteten in mir nun sämtliche Alarmglocken.

Plötzlich bekam ich wahnsinnige Angst. Ich wusste, dass da irgendetwas nicht stimmen konnte. Das konnte doch nicht normal sein, dass mein Kind nicht schrie, wenn es Hunger hatte, und es war auch ganz bestimmt nicht normal, dass sie nicht trinken wollte.

Ich bestand darauf, dass ein Arzt sie untersuchen sollte. Es wurde schließlich ein Arzt geholt, der zwar nichts Krankhaftes feststellen konnte, aber er war meiner Meinung. Irgendetwas stimmte nicht und plötzlich ging alles Schlag auf Schlag. Mit einem Mal war die Situation ernst.

Das Krankenhaus in Leoben, das auch eine Intensivstation für Kinder hat, wurde verständigt und mit Blaulicht und Inkubator war binnen einer Stunde ein Ärzteteam da. In mir stürzte plötzlich alles zusammen. Ein Arzt legte Elisa in den Inkubator, sie wurde an Schläuche angeschlossen, Leitungen wurden gelegt, sie bekam eine Infusion.

Alles geschah wahnsinnig schnell, und ich stand daneben und konnte einfach nicht fassen, was da mit uns passierte.

Mir war plötzlich bewusst, unser Kind war schwer krank. Unsere ganze heile Welt brach plötzlich in sich zusammen.

Es musste alles schnell gehen. Herbert und ich durften mit dem Rettungsauto nicht mitfahren, wir packten all meine Sachen schnell zusammen und rasten dem Krankenwagen in unserem eigenen Auto hinterher.

Ich weinte mir die Augen aus, wir waren völlig verzweifelt, das konnte doch alles nicht wahr sein. Was passierte da nur mit uns?
Wir kamen etwas nach dem Rettungswagen im Krankenhaus an. Es wurde uns gesagt, dass unser Kind in die Kinderintensivstation gebracht worden war.
Als wir dort ankamen, lag sie im Inkubator, Sauerstoff wurde zugeführt, sie hatte eine Leitung am Kopf, war an der Ferse und an der Hand verkabelt und wir waren völlig gebrochen, als wir unseren kleinen Liebling so sahen.

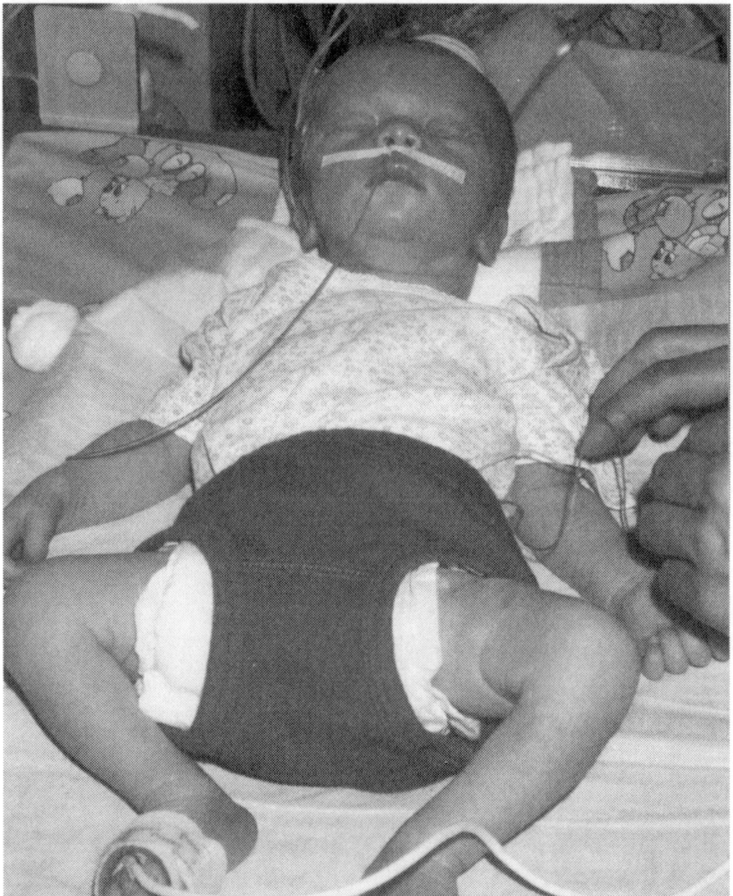

Über ihr waren Monitore, von denen wir nicht wussten, was sie anzeigten, alles war uns fremd und flößte uns Angst ein. Der diensthabende Arzt war sehr nett. Er versuchte zu beruhigen, aber an seiner nachdenklichen und ernsten Miene erkannten wir, dass es sehr ernst war und unsere Tochter ums Überleben kämpfte.

Ich fühlte mich wie in einem Traum, einem Albtraum, aus dem ich einfach nicht erwachen konnte. Es schien alles so unwirklich. So etwas passierte doch immer nur anderen.

Wir verbrachten einige Stunden bei unserer Tochter auf der Intensivstation. Der Arzt konnte uns nicht sagen, was ihr fehlte. Er erzählte von Untersuchungen und Tests, die gemacht werden müssten, und teilte uns mit, dass er uns leider momentan noch gar nicht sagen könne, was unserem Kind fehle. Er habe so etwas selbst noch nie erlebt, aber es würden Spezialisten hinzugezogen werden und wir würden bestimmt bald mehr wissen.

Es wurden sämtliche Formalitäten für die Aufnahme von Elisa aber auch für mich erledigt und endlich, es war schon ungefähr 23 Uhr abends, bekam ich ein Zimmer auf der Gebärstation zugewiesen. Herbert verabschiedete sich bei mir, denn er musste zu Oma und Jenny nach Hause, die wussten ja nicht, was überhaupt los war, und ich blieb allein auf der Station zurück.

Es wurde mir ein Zimmer, in dem bereits fünf Frauen schliefen, zugeteilt, und ich schlich hinein und weinte mich völlig verzweifelt in den Schlaf.

Die nächsten Tage verbrachte ich von 7 Uhr bis 23 Uhr auf der Kinderintensivstation am Inkubator meiner Tochter. Elisas Zustand veränderte sich nicht. Sie schlief tief und fest, wurde künstlich über eine Nasensonde ernährt, reagierte auf nichts, und die Ärzte waren völlig ratlos. Sie war wunderschön, aber es war, als befände sie sich, wie Dornröschen, in einem langen nicht enden wollenden Schlaf.

Schließlich wurde der Spezialist für Kinderneurologie geholt. Es wurde mir gesagt, dass dieser OA eine Koryphäe auf dem

Gebiet sei und er extra seinen Urlaub für uns unterbrechen würde. Es war auch so. Der OA kam eines Abends um ca. 22 Uhr in die Intensivstation. Ich war wie immer dort und streichelte das Händchen meines Kindes. Der Arzt nahm sich einen Stuhl und setzte sich zu mir an den Inkubator. Er redete ruhig und sehr sanft mit mir, und ich hatte sofort das Gefühl, hier einen Arzt vor mir zu haben, der wirklich mit mir fühlt. Ich weinte mir die Augen bei ihm aus, und er hörte mir zu und erklärte mir dann, sehr verständlich, was die Untersuchungen bisher ergeben hatten, und welche Vermutungen er habe. Er sprach von einer schweren Stoffwechselerkrankung, die sowohl schwere geistige, wie auch körperliche Schäden mit sich bringen würde, aber er betonte, dass es sich vorerst nur um eine Vermutung handle und noch keine Bestätigung dafür vorlag. Obwohl er das so betonte, war mir sofort klar, es wird so eine Erkrankung sein, ich war mir sicher.

Als Herbert am nächsten Tag kam, erzählte ich ihm von dem Gespräch, und er brach völlig zusammen. Er hatte ja noch immer die Hoffnung, es würde vielleicht doch noch alles wieder gut werden. Er sah unser Kind ja nicht ständig, so wie ich, und es war ihm anscheinend zu diesem Zeitpunkt noch immer nicht bewusst, wie ernst der Zustand unserer Tochter tatsächlich war.

Es war eine schlimme Zeit für uns beide. Herbert wurde zu Hause natürlich von allen Menschen, die uns kennen, ständig gefragt, was denn los sei. Natürlich wunderten sich alle in unserm Ort schon, wo ich denn bliebe mit dem neuen Baby. Warum wir denn so lange im Krankenhaus bleiben mussten. Er hatte es wirklich schwer.

Vor allem aber war es die große Sorge um sein kleines Töchterlein, die ihn fertig machte, und auch die große Enttäuschung. Die Enttäuschung darüber, dass nichts so war, wie wir es uns vorgestellt hatten. Auch für ihn war unsere heile Welt völlig zusammengestürzt. Er kämpfte mit den Tränen, musste aber für unsere Jenny stark sein. Als Elisa zwei Wochen im Krankenhaus war und ihm nun auch immer mehr bewusst wurde, wie ernst die Situation war, beschloss er schließlich, die Wiege im Wohnzimmer wieder abzubauen. Er konnte den Anblick dieser Wiege, in der unsere kleine Elisa vielleicht gar nie schlafen würde können, einfach nicht mehr ertragen.

Als Elisa einige Tage auf der Intensivstation war und bis dahin eigentlich nur geschlafen hatte, bemerkte ich plötzlich ein eigenartiges Zucken an ihr. Ich machte die Schwester darauf aufmerksam, und es stellte sich heraus, dass Elisa epileptische Anfälle bekam. Wir hatten bis dahin noch immer keine Diagnose, die Ärzte hüllten sich in Schweigen.

Schließlich kamen diese Anfälle täglich und wurden stärker und stärker. Elisa hatte nach ungefähr drei Wochen in der Intensivstation nun täglich mehrere epileptische Anfälle in der Dauer von manchmal 20 Minuten. Es war furchtbar mit ansehen zu müssen, wie mein Kind in Anfällen minutenlang zusammenkrampfte und dann wieder wie elektrisiert viele Male aufschreckte.

Die Ärzte konnten diese wirklich schweren Anfälle nicht medikamentös eindämmen, sie waren einfach nicht in den Griff zu bekommen.

Durch jede kleine Berührung konnte bei Elisa schon ein solcher Anfall ausgelöst werden.

Der Physiotherapeut, der bis dahin täglich gekommen war, getraute sich unsere Tochter gar nicht mehr anzugreifen, aus Angst, durch die Berührung wieder einen Anfall bei ihr hervorzurufen. Es war schrecklich. Elisas Leben bestand eigentlich nur aus Krampfen und Schlafen. Und ich als ihre Mutter stand daneben und war völlig hilflos.

Hinzu kam noch unsere familiäre Situation. Unsere Jenny litt natürlich entsetzlich unter der ganzen Situation, vor allem darunter, dass ich so lange nicht zu Hause war. Also entschied ich mich, wieder zu Hause zu wohnen und täglich ins Krankenhaus zu fahren um Elisa zu besuchen.

Mein Tag sah so aus: Ich stand morgens um sechs Uhr auf, pumpte meine Milch ab, denn damals glaubte man ja noch, mit der gesunden Muttermilch etwas bewirken zu können,

frühstückte mit meiner Tochter Jenny und fuhr etwa um halb acht Uhr nach Leoben. Fahrtzeit 50 Minuten. Ich eilte in den sechsten Stock, in die Intensivstation, und hatte am Weg dorthin panische Angst. Elisas Leben hing am seidenen Faden, und ich wusste nie, ob sie noch da sein würde, wenn ich endlich auf der Station ankam.
Dann blieb ich bei Elisa bis ungefähr 17 Uhr. Der Abschied fiel mir immer wahnsinnig schwer, es war schrecklich mein Kind im Krankenhaus zurücklassen zu müssen. Ich wusste ja nie, wenn ich mich abends von ihr verabschiedete, ob es vielleicht ein Abschied für immer sein würde.
Dann fuhr ich nach Hause und verbrachte noch zwei Stunden mit Jenny, bis sie schlafen ging.
Ich funktionierte tagaus, tagein wie eine Maschine und fiel abends völlig erschöpft ins Bett.
Es war auch noch dazu dieser heiße Sommer 2003. Auf der Intensivstation hatte es mindestens 30 Grad, und in meinem Auto, in das ich all abendlich einsteigen musste, hatte es locker das Doppelte, denn es stand ja den ganzen Tag über in dieser brütenden Hitze.
Es kühlte während der Autofahrt auch nicht wirklich ab, denn ich hatte keine Klimaanlage. Diese unerträgliche Hitze machte mir schwer zu schaffen.
In diesen zwei Monaten, die ich mit meiner Tochter in der Kinderintensivstation des LKH Leoben verbrachte, erfuhr ich trotz all dem Leid und den Sorgen um mein Kind, auch sehr viel Positives. Allein die Fürsorge und das Mitgefühl, das mir von Seiten des Pflegepersonals, von den Schwestern und auch von den Ärzten entgegengebracht wurde, half mir, diese schweren Wochen leichter zu überstehen. Ich spürte keine Überheblichkeit oder Unnahbarkeit von Seiten der Ärzte, wie das so oft von anderen Menschen geschildert wird.
Ich spürte, dass es auch die Ärzte betroffen machte, was da mit uns geschah. Ich kann mich an eine Situation erinnern, als ich auf dem Weg zu meiner Tochter zufällig mit dem Chef der Kinderstation, einem Oberarzt, in den Lift stieg. Er kannte

mich und meine Tochter, da er ja beinahe jeden Tag bei ihr die Visite machte. Ich fragte ihn im Lift unter Tränen, ob ich Angst haben müsste, dass meine Elisa vielleicht sterben könnte. Da nahm er mich ganz spontan in den Arm und sagte, dass wir davon gar nicht sprechen wollten und er das nicht zulassen würde.

Diese persönliche Anteilnahme, zu sehen, dass man wirklich mit uns fühlte, das war doch ein gewisser Trost für mich.

Und da war natürlich unser vertrauter OA, der ständig für mich da war. Er nahm sich die Zeit für meine Ängste und Sorgen und ich spürte bei ihm, dass ihm die Kinder auf dieser Station und so auch mein Mädchen ein persönliches Anliegen waren.

Meine größte Stütze, mein größter Trost in dieser so schweren Zeit, war aber meine Tochter Jenny. Jenny durfte damals noch bei uns im Elternschlafzimmer schlafen. Ihr Bett stand neben meinem. Auch wenn die Tage für mich noch so schwer waren und meine Ängste und Sorgen unermesslich schienen, war da doch auch noch meine Tochter Jenny. Wenn ich mich abends zum Schlafen in mein Bett neben das ihre legte und ich dann meine Jenny betrachtete, wie sie friedlich neben mir schlief, dann wusste ich, ich musste auch für sie stark sein und ich war glücklich und dankbar für dieses Kind. Jenny gab mir Halt, sie

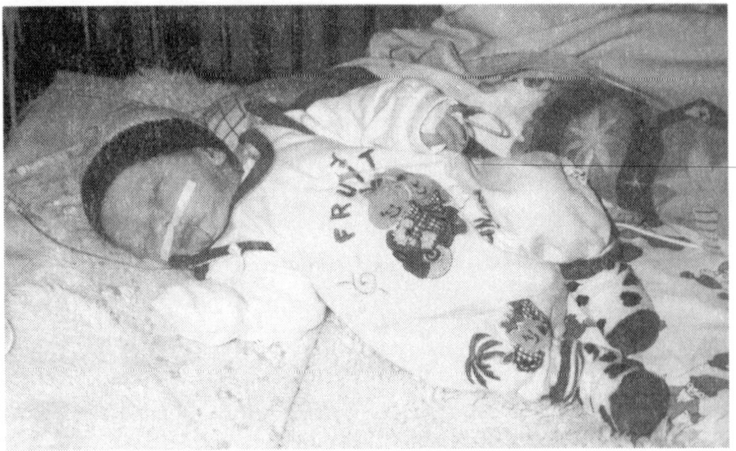

war mein Trost, und aus ihr schöpfte ich meine ganze Kraft. Mittlerweile war es nun so, dass die Ärzte nicht mehr davon sprachen, dass Elisa immer schlafen würde, sondern man sprach vom Koma, in dem sich unser Kind seit der Geburt befand.
Nach sechs Wochen Intensivstation, in denen sich der Zustand unseres Kindes nicht verbesserte und die Krämpfe sich fast ins Unerträgliche steigerten, kam unser Arzt und bat mich zu einem Gespräch.
Es war der 13. August, mein Geburtstag. Der Arzt, es war unser vertrauter OA, erzählte, dass Blut, Harn und Gehirnflüssigkeit unserer Tochter nach Holland in ein Labor geschickt worden waren und man nun die Ergebnisse erhalten hätte. Es gebe nun eine eindeutige Diagnose. Ganz sachte und einfühlsam erklärte er mir, dass sich seine Vermutung nun leider bestätigt habe.
Die Diagnose lautete NKH, non ketotische Hyperglycinämie, unheilbar, keine Therapie.
Man sollte glauben, die Diagnose hätte mich umhauen müssen, aber so war es nicht.
Ich wusste doch die ganze Zeit über schon, dass meine Elisa diese, oder eine ähnlich schwere Erkrankung haben musste. Ich konnte doch in den Blicken der Ärzte die ganzen Wochen über lesen, wie ernst die Lage war und ich beobachtete mein Kind doch viele Stunden am Tag.
Ich wusste es schon lange. Mein Kind war schwer geistig behindert und das würde sich auch nicht mehr ändern. Aber was ändert das schon an den Gefühlen einer Mutter zu ihrem Kind?
Gar nichts. Ich liebte und liebe mein Mädchen, so wie es ist. Mich interessierte nur eines, denn das hatte ich mit dem lieben Gott in einer verzweifelten Minute abgesprochen: Egal was unser Kind haben sollte, wir würden mit allem zurechtkommen, wenn uns unser Kind nur nicht genommen würde.
Deshalb war mir nur eines wichtig, es zählten nur zwei Fragen: Wird mein Kind leben, und wird es lange leben?

Der Arzt beruhigte mich und sagte, es bestehe keine akute Lebensgefahr mehr. Über die Lebenserwartung unserer Tochter könne er, da es sich hier um eine so seltene Erkrankung handle, auch keine wirkliche Auskunft geben. Es gebe Kinder, mit derselben Diagnose im Alter von 15 Jahren und andere, die nicht einmal das zweite Lebensjahr erreicht hätten. Er sprach davon, dass die Kinder mit NKH nicht sprechen, sitzen oder gehen können, geistig und körperlich sehr schwer behindert seien.

Dann erzählte er, dass er versucht habe, in ganz Österreich in den Krankenhäusern auszuforschen, ob es irgendwo noch eine betroffene Familie und ein Kind mit derselben Diagnose gebe. Er wolle uns helfen und denke, dass wir uns vielleicht gerne mit jemandem austauschen würden, dem es ähnlich ergehe wie uns. Bei seinen Nachforschungen fand er nur ein einziges Kind im Alter von bereits dreizehn Jahren mit derselben Erkrankung in Österreich. Er versicherte uns, dass er versuchen würde Kontakt mit den Eltern dieses Kindes aufzunehmen.

Als ich Herbert von meinem Gespräch mit dem OA erzählte, davon, dass nun die Diagnose feststand und die schlimmsten Befürchtungen der Ärzte eingetroffen waren, war er völlig fertig. Anders als ich, hatte er anscheinend immer noch die Hoffnung, es würde vielleicht doch nicht so schlimm sein. Freilich, er war ja nicht ständig bei Elisa, so wie ich, und führte auch nicht ständig Gespräche mit den Ärzten so wie ich. Ich glaube aber, er hatte vor allem versucht zu verdrängen und sah nun den Tatsachen zum ersten Mal so richtig ins Auge. Er war völlig gebrochen, so hatte ich ihn noch nie zuvor gesehen. Auch die übrige Familie zu Hause, meine Eltern, seine Eltern und unsere Geschwister waren völlig am Boden zerstört.

Ich glaube, es war diese endgültige Diagnose, diese Hoffnungslosigkeit, die alle so niederschmetterte. Es gibt keine Heilung, es wird keine große Verbesserung geben, es sind keine Fortschritte zu erwarten.

Für mich aber war nur wichtig, mein Kind wird leben, es wird bei mir leben.

Unser Arzt schloss sich nun mit der behandelnden Ärztin dieses 13-jährigen Buben, einer Spezialistin für Stoffwechselerkrankungen, zusammen, und so gelang es, dass die Eltern des Buben unsere Telefonnummer bekamen, mit der Bitte, sich mit uns in Verbindung zu setzen, um Erfahrungen auszutauschen und sich gegenseitig zu helfen. Mehr konnten die Ärzte für uns nicht tun.

Für mich gab es jetzt nur noch eines: Ich wollte mein Kind endlich mit nach Hause nehmen. Elisa sollte einfach nur nach Hause kommen.

Da man im Krankenhaus ohnehin nichts mehr für sie tun konnte, war auch unser Oberarzt der Meinung, dass wir sie mitnehmen könnten, sobald ich gelernt hatte ihre Nasensonde zu legen und wusste, wie die Medikamente verabreicht wurden. Von da an machte ich alles selbst bei meinem Kind, und nach zwei Wochen war es dann so weit. Der große Tag war gekommen, Elisa durfte mit nach Hause. Die Freude war unbeschreiblich.

Endlich raus aus dem Krankenhaus.

Wir bekamen alles mit nach Hause. Überwachungsmonitor, Absauggerät, Nasensonden, Spritzen, Medikamente, usw.

Ich zog Elisa um, endlich Babysachen, die wir selbst gekauft hatten, legte sie in den Kinderautositz und schließlich verabschiedeten wir uns bei den Schwestern und Ärzten, die uns so lange begleitet hatten. Es war ein sehr emotionaler Abschied. Elisa war genau zwei Monate auf der Intensivstation, und die Schwestern hatten sie schon lieb gewonnen. Auch ich hatte zu einigen Krankenschwestern eine besondere Beziehung bekommen, allein schon durch die Gespräche, die wir geführt hatten. Ich kann mich da an eine Kinderschwester erinnern, die bereits seit vielen Jahren als Kinderschwester auf der Intensivstation arbeitete. Sie hatte oft Dienst, als Elisa und ich im Krankenhaus waren. Ich erinnere mich an ein Gespräch mit ihr am Bett meines Kindes, bei dem die Schwester ihre Tränen nicht mehr zurückhalten konnte und sie mir dann erzählte, dass ihr unsere Geschichte so nah ging. Auch nach fast dreißig Dienstjahren

war sie jedes Mal wieder tief berührt, wenn sie zu mir und meiner Tochter ans Bett kam.
Es war also so weit, und wir fuhren endlich mit unserem Kind nach Hause.
Bei der Heimfahrt im Auto beschlich mich plötzlich ein komisches Gefühl. Einerseits war ich irrsinnig erleichtert, endlich fuhren wir nach Hause und andererseits hatte ich plötzlich Angst. Würden wir das wohl alles schaffen? Von nun an waren wir allein verantwortlich für unser krankes Kind, keine Schwester und kein Arzt mehr, wenn Elisa brechen würde oder einen Krampfanfall hatte. Doch ich war zuversichtlich, ich wusste, wir würden es schaffen

Endlich zu Hause

Es war einfach wunderschön, endlich waren wir alle zu Hause vereint. Herbert hatte die Wiege nicht mehr aufgestellt. Elisa war ja mit ihren zwei Monaten ohnehin schon viel zu groß und hätte in der Wiege gar nicht mehr Platz gehabt.
Stattdessen stand ein hübsches zierliches Gitterbett aus hellem Buchenholz im Wohnzimmer und auch noch ein weiteres Gitterbett im Kinderzimmer.
Wir legten unser Kind in das Gitterbettchen und waren einfach unsagbar froh und dankbar.
Sie sah so süß aus in dem Bettchen mit dem, von mir gekauftem Babystrampler, eingekuschelt in die süße, weiche Decke, die schon unsere Jenny gewärmt hatte.
Ich glaube, Elisa spürte, dass sie nun zu Hause war. Sie fühlte sich wohl und öffnete zum ersten Mal ihre Augen. Zum ersten Mal seitdem unser Kind auf der Welt war, konnte ich ihre wunderschönen blauen Augen sehen. Hier war ihr Zuhause, da gehörte sie hin.
Es war schön, endlich war die Familie vereint. Jenny freute sich riesig über ihre Schwester und vor allem darüber, dass ich nun nicht mehr wegfahren musste.
Zu Hause drehte sich nun alles um Elisa. Ihre Pflege nahm sehr viel Zeit in Anspruch.
Täglich brauchten wir mehr als fünf Stunden allein zum Sondieren ihrer Nahrung. Da Elisa sehr viel erbrach, mussten wir auch immer wieder nachsondieren. In der Nacht wurde sie zweimal sondiert, um 1 Uhr stand ich auf und um 4 Uhr übernahm es dann Herbert.
Schwer zu schaffen machten uns ihre schweren Krampfanfälle mehrmals am Tag.
Es war furchtbar für mich, wenn Elisa einen schweren Krampfanfall bekam. Ich war so machtlos, so hilflos.
Oft waren die Krämpfe meines Kindes so stark, dass ich mir wünschte, der liebe Gott solle sie mitnehmen und endlich von diesem Leid erlösen.

Es war fast unerträglich für mich, dabei zusehen zu müssen, wie sich mein Kind in Krämpfen wand und ich so völlig hilflos dabeistand und nichts dagegen machen konnte.
Heute bin ich froh, dass Gott mich damals nicht erhört hat.
Ich konnte den ganzen Tag über meine Augen nicht vom Überwachungsmonitor abwenden, der uns anzeigte, ob Elisas Herz richtig schlug und die Sauerstoffzufuhr ausreichend war.
Und da war ja auch noch unsere Jenny.
Wir wollten trotz aller Probleme, die wir hatten, für Jenny natürlich eine normale Familie sein. Schließlich sollte sie wie jedes Kind in diesem Alter unbeschwert aufwachsen können. Es gelang uns freilich nicht, denn Jenny bekam natürlich mit, wie wir uns um ihre Schwester sorgten und wie viel Kraft das alles von uns abverlangte. Sie sah, wenn ihre kleine Schwester täglich mehrmals ihr Fläschchen erbrach und auch Elisas Krämpfe waren ja nicht zu übersehen. Aber sie war immer sehr geduldig und eigentlich für ihr Alter viel zu verständnisvoll und vernünftig. Es blieb ihr in dieser Zeit wohl auch gar nichts anderes übrig.

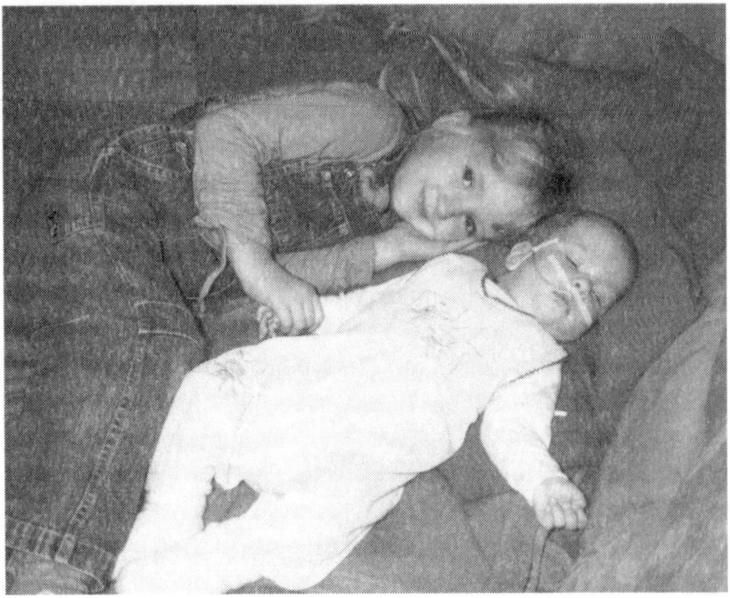

Der Besuch bei Patrick*

Wie schon erwähnt, hatte unser Arzt im LKH, der unser ständiger Ansprechpartner war, eine Familie gefunden, die einen Sohn mit derselben Erkrankung haben. Diese Familie hatte unsere Handynummer bekommen, und man hatte sie gebeten sich bei uns zu melden.
Ich dachte eigentlich gar nicht mehr daran, als schließlich, Elisa war ungefähr seit zwei Monaten zu Hause, mein Handy klingelte.
Es meldete sich eine Frau, und als sie ganz zaghaft anfing mir zu erklären, dass sie eben auch einen Sohn mit NKH habe und von den Ärzten unsere Nummer bekommen habe, machte mein Herz einen Luftsprung. Ich freute mich riesig. Ich hatte zwar schon über eine Freundin, die zu Hause Internet hatte, ein bisschen mehr über Elisas Krankheit erfahren und hatte auch schon Fotos von Kindern mit NKH gesehen, aber das war ja nun etwas ganz Tolles.
Eine Familie kennen zu lernen, mit einem Kind, das an derselben Krankheit litt wie unsere Elisa, und wirklich erfahren zu dürfen, wie es diesen Eltern mit ihrem Sohn in all den Jahren ergangen war, das war ein Geschenk.
Die Frau war sehr nett und freute sich auch sehr darüber uns und Elisa kennen zu lernen und wir vereinbarten auch gleich ein Treffen.
Wir fuhren alle zusammen hin. Elisa im Maxi-Cosi und Jenny war natürlich auch dabei. Ich überlegte zwar zuerst, ob Jenny sich wohl nicht erschrecken würde, wenn sie zum ersten Mal so ein großes, schwerstbehindertes Kind sehen würde, aber

* Name wurde von mir geändert

dann dachte ich, dass Kinder ja ganz anders reagieren, viel unbelasteter als wir Erwachsene, und ich entschloss mich sie mitzunehmen.

Wir fuhren ungefähr eine Stunde mit dem Auto. Ich konnte es kaum fassen, dass das einzige Kind, das unseren Ärzten mit dieser Erkrankung bekannt war, noch dazu so nah bei uns wohnte.

Ich war sehr nervös. Mitnehmen konnte ich für den Jungen auch nichts, außer ein paar Bananen, da mir seine Mutter am Telefon erklärt hatte, er würde mit Spielsachen im herkömmlichen Sinn ohnehin nichts anfangen können und Bananen würde er gerne essen.

Wir kamen also dort an und wurden von Patricks Eltern und seinem kleinen Bruder herzlich empfangen. Elisa lag wie immer schlafend und immer wieder krampfend im Maxi Cosi. Patricks Mutter erklärte uns, dass Patrick noch schliefe und wir vorher noch ruhig einen Kaffee trinken könnten, bis wir ihn aus seinem Bett holen würden. Wir plauderten gemütlich, wir erzählten von Elisa und sie zeigten uns Fotos von Patrick.

Schließlich war es dann so weit.

Patricks Mutter nahm uns mit in sein Zimmer und wir sahen zu, wie sie ihn aus dem Bett holte und in den Rollstuhl setzte. Sie öffnete die Tür zu seinem Zimmer und als ich den großen Buben da im Bett liegen sah, war ich völlig bestürzt. Ich glaube, Patricks Mutter hat es nicht gemerkt, da sie mit ihm beschäftigt war, aber ich war schockiert und es wurde mir erst jetzt so richtig bewusst, wie schwer behindert dieses Kind war. Der Junge konnte sich überhaupt nicht bewegen, sein Mund stand offen. Seine Augen schauten irgendwohin und seine Hände und Füße wirkten spastisch. Es war schrecklich für mich, aber ich ließ mir nichts anmerken. Schon Jenny zuliebe, dachte ich, müsse ich mich zusammenreißen. Jenny aber empfand das überhaupt nicht so schlimm. Sie war weder erschrocken, noch hatte sie Angst. Auch Herbert tat so, als habe er damit gerechnet und benahm sich ganz cool. Wie es

in ihm drinnen ausschaute, weiß ich nicht, aber ich bin mir sicher, er war genau so betroffen wie ich.
Patrick wurde von seiner Mutter mit Hilfe eines an der Zimmerdecke angebrachten Hebekrans in den Rollstuhl gesetzt. Er war völlig hilflos, völlig bewegungsunfähig. Dann schob seine Mutter ihn zu uns ins Esszimmer und stellte ihn an den Tisch, an dem wir alle saßen. Er war ein normal gewachsener hübscher Bub, aber eben schwer geistig behindert, und das sah man sehr deutlich. Sein Essen wurde püriert und er wurde mit dem Löffel gefüttert. Manchmal gab er ganz komische Laute von sich, die mich jedes Mal zusammenzucken ließen. Sein Mund war immer geöffnet und seine Augen schienen immer irgendwohin zu schauen. Ein Blickkontakt war nicht möglich. Zwischendurch hatte er auch kurze Krämpfe.
Während wir da so saßen und ich Patrick beobachtete, erzählte seine Mutter von der Zeit, in der sie noch sehr mit ihrem Schicksal haderte. Wie schwer es für sie und vor allem für Patricks Vater war, zu akzeptieren, dass ihr Sohn so schwer behindert war und sich auch nichts an dieser Situation ändern würde. Sein Vater litt furchtbar unter dieser Situation und ich hatte den Eindruck, dass es ihm auch bis heute noch nicht wirklich gelungen war, dies zu akzeptieren. Die Mutter jedoch wirkte sehr stark und sehr positiv auf mich. Sie war nicht unglücklich, nein, sie konnte auch wieder lachen. Freilich, da war nun noch der kleine, erst einjährige gesunde Bruder von Patrick, der wieder neues Leben in die Familie brachte.
Sicher war er mit einer der Gründe dafür, dass die Welt in der Familie wieder anders aussah, aber trotzdem, Patricks Mutter schien mir ihren Sohn so zu lieben, wie er war, und ich glaube, dass sie trotz allem wirklich nicht unglücklich war mit ihren beiden Kindern.

Der Besuch bei dieser Familie war sehr wichtig für uns. Es wurde uns vor Augen geführt, wie es mit Elisa einmal sein würde, und das war auch gut so. Es war das erste Mal, dass ich ein so schwer behindertes Kind überhaupt so hautnah erleben

konnte und ich hatte gesehen, wie ich selbst darauf reagierte. Aus diesem Grund kann ich auch heute verstehen, dass manche Menschen beim Anblick eines behinderten Kindes zurückschrecken, oder einfach nicht wissen, wie sie mit der Situation umgehen sollen. Natürlich empfinde ich heute ganz anders. Die eigenartigen und für andere Menschen oft so unnatürlich klingenden Laute, die behinderte Menschen manchmal von sich geben, können mich heute nicht mehr erschrecken.
Meine Elisa gibt heute auch solche Laute von sich und ich freue mich über jeden Ton, der über ihre Lippen kommt. Wir haben zu dieser Familie heute leider keinen Kontakt mehr, nicht weil wir uns nicht sympathisch waren, sondern einfach, weil jeder eben sein eigenes Leben lebt und die Hilfe des anderen nicht mehr benötigt. Vor ungefähr drei Jahren habe ich zuletzt mit Patricks Mutter telefoniert und ich freute mich damals sehr darüber, als ich hörte, dass es dem Jungen, mit seinen damals beinahe 16 Jahren, immer noch sehr gut ging.
Ich kann nur hoffen, dass das auch heute noch so ist.
Übers Internet, das mittlerweile auch bei uns Einzug gehalten hatte, bekam ich Kontakt zu drei Familien aus Deutschland mit NKH-Kindern. Mit zweien dieser Mütter bin ich auch heute noch in Verbindung, allerdings sehr unregelmäßig. Es hilft ungemein sich mit Menschen auszutauschen, die in derselben Situation sind, und ich bin sehr dankbar diese Frauen kennen gelernt zu haben.

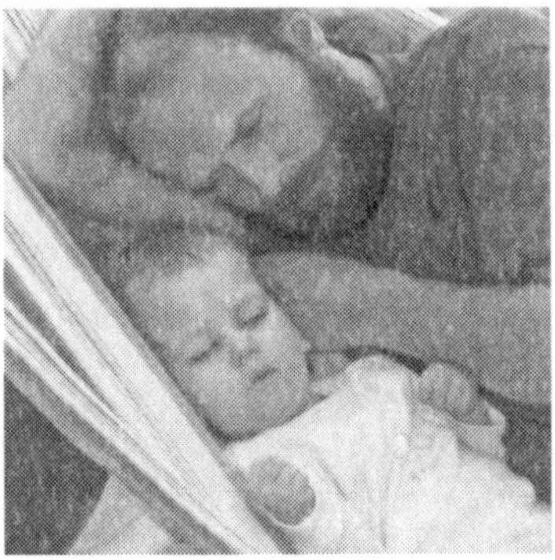

Elisa bekommt ein neues Medikament

Am meisten zu schaffen machten uns die furchtbaren Krampfanfälle, von denen unsere Elisa mehrmals am Tag geplagt wurde. Es war schrecklich, wie sehr sie dabei leiden musste. Dazu kam noch das häufige Erbrechen, das wahrscheinlich auch durch diese Krämpfe verursacht wurde. Wir waren den ganzen Tag mit dem Sondieren und dem Kalorienzählen beschäftigt. Hinzu kam auch noch, dass Elisa jeden Abend ungefähr von 19-22 Uhr ununterbrochen schrie. Sie hatte richtige Schreianfälle und konnte durch nichts beruhigt werden.
Als Elisa noch im Krankenhaus lag, wünschte ich mir oft, dass sie doch endlich einmal schreien würde, weil sie doch immer nur schlief.
Nun schien sie alles nachzuholen. Jeden Abend mindestens zwei Stunden lang Geschrei, und sie ließ sich durch nichts und niemanden beruhigen. Es war sehr schwierig für uns und ging wirklich an die Substanz. Manchmal war ich nahe daran durchzudrehen, so aufreibend war dieses dauernde Schreien. Elisa konnte ja nichts dafür, sie machte es ja nicht mit Absicht und wir wussten auch nicht, ob sie vielleicht Schmerzen hatte. Die Ärzte konnten sich keinen Reim auf diesen Zustand machen und meinten, das würde mit zu ihrem Krankheitsbild gehören. Das war wohl auch so. Aber es war für uns manchmal kaum noch auszuhalten.
Was uns noch mächtig zu schaffen machte, war das immer wiederkehrende schwallartige Erbrechen beinahe nach jedem Fläschchen. Es musste dann immer nachsondiert werden, und das dauerte dann wieder ewig.
Ein weiteres großes Problem stellte für mich das Wechseln der Nasensonde dar. Alle drei Tage musste ich selbst diese Nasen-

sonde, durch die meine Tochter ihre Nahrung bekam, wechseln. Elisa schrie dabei, es war für sie sehr unangenehm und für mich immer eine Tortur.
Manchmal passierte es auch, dass Elisa sich die Sonde aufgrund eines Krampfanfalls mit der Hand herausriss, meistens geschah das auch noch in der Nacht, und ich musste dann wieder eine neue Sonde legen. Diese Dinge musste immer ich machen, mein Mann sagte, er könne das nicht.
Ich erfuhr eines Tages durch eine Mutter aus Deutschland, die auch ein Kind mit NKH hatte, dass es ein Medikament gibt, das die Kinder in Deutschland mit NKH schon von Geburt an im Krankenhaus bekommen, und dass dieses Mittel das einzig wirksame gegen die Krämpfe sei, da es den Glycinspiegel senken könne. Sie gab mir auch die Telefonnummer ihrer Ärztin in Deutschland und meinte, wir sollten dieses Medikament unbedingt auch bei Elisa versuchen.
Ich erzählte davon unserem Oberarzt und der setzte sich auch gleich mit dieser Ärztin in Verbindung. Schließlich wurde das Mittel aus Deutschland für uns bestellt. Es heißt Natriumbenzoat. Nach einigen Tagen wurden Elisas Krampfanfälle leichter. Ihr Zustand verbesserte sich merklich.
Sie krampfte zwar noch immer mehrmals täglich, aber die Anfälle waren nicht mehr ganz so schwer. Elisa war nun nicht mehr so erschöpft und schien häufiger wach zu sein. Sie hatte richtige Wachphasen, in denen wir nun endlich hoffen durften, dass unser Kind doch etwas von seiner Umgebung wahrnehmen könnte.
Wir waren sehr froh über das Natriumbenzoat und konnten auch bald ein sehr schweres Epilepsiemittel absetzen. Elisas Wachphasen wurden immer länger. Sie hatte ihre Augen offen und wir hatten das Gefühl, dass sie, wenn auch sehr unkontrolliert, doch manchmal ihre Umgebung wahrnahm und vielleicht auch etwas sehen konnte.
Allerdings machte uns ihr ständiges Erbrechen immer größere Sorgen. Sie nahm sehr schlecht zu und erbrach fast jedes Fläschchen. Der Arzt meinte, es wäre gut, ihr breiige Nahrung

zu verabreichen, da diese nicht mehr so leicht wieder hochkommen würde. Also versuchte ich Elisa mit dem Löffel zu füttern. Das ging gar nicht so schlecht. Elisa hatte zwar keinen Saugreflex, aber sie hatte einen Schluckreflex. Elisa konnte nie ein Fläschchen trinken, aber es war ihr möglich Brei, den ich ihr in den Mund schob, zu schlucken. Das Füttern mit Brei dauerte zwar pro Mahlzeit mindestens eine Stunde, aber das Sondieren dauerte ja auch so lange. Durch das Breifüttern schafften wir es dann auch nach einem halben Jahr, Elisa endlich von der Nasensonde zu befreien und uns auch. Ich kam mit dem Füttern gut zurecht. Aber es gab einfach keinen Tag ohne Erbrechen. Es musste doch eine Ursache dafür geben, aber die Ärzte fanden nichts.

Wieder bekamen wir nur gesagt, dass das eben auch zu ihrem Krankheitsbild gehöre.

Ich hatte schließlich das Gefühl, dass Elisa auch beim Schlucken immer mehr Probleme bekam und erhielt von einer Mutter aus Deutschland den Tipp, dass Elisa durch das Natriumbenzoat und das ewige Erbrechen vielleicht eine Speiseröhrenentzündung haben könne.

Da mir diese Möglichkeit sehr plausibel erschien, erzählte ich davon unserem OA und auch er meinte, dass es diese Möglichkeit durchaus geben könne, da das Natrium ja eine säureähnliche Substanz sei und beim Erbrechen mit der Magensäure durchaus die Speiseröhre angreifen könne. Elisa bekam also ein Medikament gegen diese Entzündung und wir reduzierten die Gabe des Natriums und wirklich, es wurde besser und auch das Erbrechen reduzierte sich auf ein erträgliches Maß.

Nun begann es Elisa wirklich besser zu gehen und uns auch. Ihre Krämpfe wurden etwas schwächer, sie erbrach nicht mehr so oft und hatte immer mehr Wachphasen.

Wir konnten auch den Überwachungsmonitor wieder im Krankenhaus abgeben, da Elisa keine Probleme mit der Atmung hatte und auch sonst sehr stabil war. Endlich war unser Leben mit Elisa nicht mehr durch medizinische Geräte und Nasensonden gestört.

Es begann ein beinahe normales Leben. Auch große Aufregungen blieben Gott sei Dank aus.
Doch trotz der scheinbaren Normalität, zu der wir zurückzufinden schienen, hatte dieses unser Leben mit dem Leben, das wir uns für uns vor der Geburt unserer Elisa erdacht hatten, gar nichts mehr gemein. Wir lebten ständig in Sorge. Da war keine Spur mehr von dieser Unbekümmertheit, dieser Unbeschwertheit, dieser Lebensfreunde und der Energie, die wir früher hatten.
Da war nur noch die ständige Sorge um unsere Kinder, vor allem um Elisa.

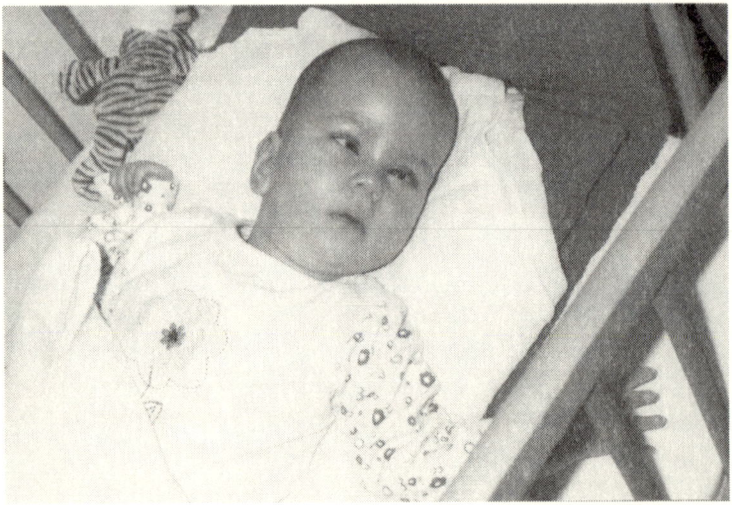

Die ersten Weihnachten mit Elisa

Wir kamen mit unserer Situation immer besser zurecht. Elisa ging es nicht mehr ganz so schlecht und manchmal hatte ich sogar das Gefühl, dass sie sich wohl fühlte. Sie wusste ja nicht, dass sie anders war als andere Kinder.

Da es unserem kleinen Schatz also verhältnismäßig gut ging, ging es mir auch gut. Mit der Tatsache, dass Elisa behindert war, hatte ich eigentlich von Anfang an keine Probleme, für mich war nur furchtbar mit ansehen zu müssen, wenn sie Schmerzen hatte und da das nun nicht mehr so oft vorkam und Elisa auch nicht mehr so schwer krampfte, ging es uns gut.

Es war Elisas erstes Lebensjahr und es kam die Adventzeit. Unsere Jenny besuchte den Pfarrkindergarten in unserem Dorf und wie in jedem Jahr wurde die Adventzeit im Kindergarten sehr besinnlich gestaltet. Auch bei uns zu Hause wurde in diesem Jahr diese Zeit viel intensiver erlebt als in den Jahren zuvor. Mit dieser Zeit und den Feierlichkeiten kam auch meine Traurigkeit über die schwere Erkrankung unseres Kindes zurück. Hand in Hand mit dieser Traurigkeit ging aber auch die Dankbarkeit darüber einher, dass wir unsere Elisa überhaupt bei uns haben durften.

Schließlich stand Weihnachten vor der Tür. Jenny freute sich schon besonders auf den heiligen Abend und war schon Tage vorher sehr aufgeregt. Wir hatten für Jenny viele tolle Geschenke besorgt und freuten uns natürlich darauf, ihre strahlenden Augen, vor dem Weihnachtsbaum und beim Auspacken der Geschenke, zu sehen.

Und Elisa? Was sollten wir unserem kleinen, mittlerweile schon sechs Monate alten Schatz nur schenken? Womit könnten wir

Elisa nur eine Freude machen? Wir wussten es nicht, und das war furchtbar. Es machte mich so traurig und ich wollte ihr doch unbedingt etwas schenken. Der Gedanke, meinem Kind nichts schenken zu können, worüber es sich freuen konnte, zerriss mir fast das Herz. Freude, was war das überhaupt für Elisa? Kannte sie das Gefühl überhaupt und würde sie es jemals kennen lernen?
Nein, ich wollte meinem Kind etwas schenken, unbedingt. So kaufte ich also süße Kleidung, ein Kuscheltier, eine Blubbermatte für die Badewanne und einen aus Holz geschnitzten Schutzengel, den man übers Bett hängen konnte. Natürlich auch einen für Jenny und einen für mein Patenkind. Damit war ich dann zufrieden.
In meiner Familie war und ist es immer so üblich, dass wir zusammen mit der ganzen Familie, also mit Oma und Opa, mit meinen Geschwistern und deren Familie, bei uns zu Hause das Weihnachtsfest feiern.
Während mein Bruder und ich, wie in jedem Jahr, den Christbaum aufputzten, besuchte mein Mann mit Jenny die Kindermette im Ort. Elisa lag in ihrer Wippe im Wohnzimmer während wir den Baum schmückten. Obwohl wir eigentlich mit dem Erbrechen nicht mehr solche Probleme hatten, geschah es halt gerade am Weihnachtstag wieder. Als wir also den Baum schmückten, mein Bruder und ich, kam bei Elisa plötzlich das mühsam gelöffelte Essen wieder hoch. Aber es war nicht ganz so schlimm, wenigstens verschluckte Elisa sich nicht dabei, wie sonst üblich. Ich zog sie um, dann schlief sie wieder ruhig neben uns ein und wir konnten mit dem Schmücken des Baumes weitermachen.
Ich freute mich auf die Feier und war sehr glücklich an dem Tag. Am Abend kamen auch meine Schwester mit ihrem Freund und Oma und Opa. Der Baum war geschmückt, die Geschenke, wir haben jedes Jahr Unmengen davon, lagen unter dem Baum. Es sah wirklich wunderschön und feierlich aus. Da hörten wir unser Auto kommen und Herbert und Jenny läuteten an der Tür. Das Licht im Wohnzimmer wurde abgedreht,

die Kerzen und Sternwerfer am Baum angezündet. Opa hatte sich mit dem Fotoapparat in Position gestellt und wir ließen Herbert und Jenny hereinkommen. Es gibt wohl nichts Schöneres für eine Mutter, als das Strahlen und die Freude in den Augen ihres Kindes zu sehen. Jenny war überglücklich und ich auch. Wir sangen gemeinsam die ersten Strophen einiger Weihnachtslieder und bewunderten alle den schön geschmückten Christbaum. Ich las das Weihnachtsevangelium vor und danach hatte ich mir für dieses Fest etwas ganz Besonderes vorgenommen. Ich nahm unsere Elisa auf den Arm, die bis dahin nur geschlafen hatte, und bedankte mich laut und mit zitternder Stimme vor der gesamten Familie beim lieben Gott dafür, dass er uns unsere Elisa geschenkt hatte und dass er sie, trotz der so schwierigen und lebensbedrohlichen ersten Wochen, bei uns ließ und sie uns nicht genommen hatte. Mir rannen während dieser meiner Rede natürlich die Tränen in Bächen über die Wangen und auch alle anderen vergossen Tränen der Rührung, der Traurigkeit aber zugleich auch der Freude darüber, dass wir dieses Kind bei uns haben durften.
Nachdem wir uns dann wieder gefangen hatten und Jenny schon ganz sehnsüchtig auf die Geschenke blickte, fingen wir schließlich an, die Packerl zu verteilen. Jenny war überglücklich mit allem und wurde nur so überhäuft mit Geschenken. Auch Elisa bekam viele Geschenke. Opa machte Fotos und alle waren glücklich und zufrieden. Als ich da nun so saß und meine kleine Elisa betrachtete, wie sie da in ihrem Bettchen lag und nichts von alle dem mitbekam, packte mich wieder diese Traurigkeit. Ach mein Kind, was bleibt dir in deinem Leben nur alles verwehrt, dachte ich, so viele schöne Momente, an denen du zwar hier bist, aber doch nicht wirklich teilhaben kannst.
Wie sehr wünschte ich mir, meine Elisa könnte sich auch so, wie ihre große Schwester, über Weihnachten freuen. Aber was halfen diese Gedanken? Sie änderten nichts. Sie stürzten mich nur in eine tiefe Traurigkeit und so lernte ich, solche Gedanken einfach wegzuwischen.

Es war ein schönes erstes Weihnachten mit Elisa, ein Weihnachten, das für die ganze Familie etwas Besonderes war. Wir erfuhren alle, wie sehr wir uns gegenseitig brauchten, wie wichtig wir uns alle waren und wie viel es uns allen bedeutete, dass wir unseren kleinen Schatz bei uns haben durften.
Doch diese Wehmut, diese tiefe Traurigkeit, wird mich wohl mein Leben lang begleiten. Sie kommt immer wieder in mir hoch, gerade bei Anlässen wie Kindergeburtstagen, wenn der Nikolaus kommt oder eben zu Weihnachten.
Wir feiern den Geburtstag unserer Elisa immer genauso, wie wir auch die Geburtstage unserer beiden anderen Kinder feiern. Es gibt eine Geburtstagstorte, es gibt Geschenke und die ganze Familie sitzt zusammen. Nur das Geburtstagskind sitzt nicht mit am Tisch und kann kein Stück seiner Geburtstagstorte naschen. Sie kann keine Kerzen ausblasen und es gibt keine glänzenden Augen beim Auspacken der Geschenke. Das tut unendlich weh, immer und immer wieder.
Man könnte jetzt fragen, warum wir das denn überhaupt machen, wenn Elisa nichts davon mitbekommt.

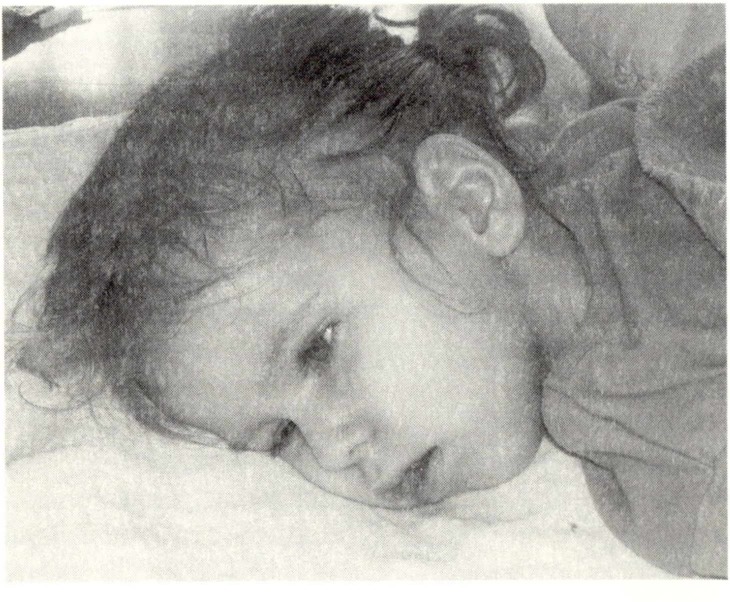

Dafür gibt es mehrere Gründe. Ein Grund ist für mich, dass ich so wenigstens für mich das Gefühl habe, auch für Elisa alles zu tun, ihr alles zu bieten, was auch meinen beiden anderen Kindern geboten wird. Es ist mir einfach wichtig. Der zweite Grund ist, dass wir den Geschwistern von Elisa damit zeigen können, dass ihre Schwester uns gleich viel bedeutet und wir alle unsere Kinder gleich lieb haben. Der dritte Grund ist, dass es auch für Elisas Schwestern wichtig ist, denn auch sie leiden unter der Erkrankung ihrer Schwester und dieses Gefühl, etwas für ihre Schwester tun zu können, ist auch für sie immer wieder Trost und Freude. Elisa bekommt an ihren Geburtstagen meist wunderschöne, sehr bunte, Zeichnungen von ihren beiden Schwestern, die wir dann an ihr Bett kleben, damit sie sie auch sehen kann. Ob Elisa die Zeichnungen wirklich wahrnehmen und sehen kann, das wissen wir nicht, aber wir hoffen es.

Und noch ein Schwesterchen für Jenny

Jenny war sehr tapfer und geduldig in diesen ersten Monaten nach Elisas Geburt. Ein Glück war, dass sie gerade mit dem Kindergarten anfing, als Elisa nach Hause kam, und deshalb auch sehr abgelenkt war. Sie war zwar für ihr Alter ein sehr vernünftiges Kind, das sich viele Gedanken und manchmal sogar schon Sorgen machte, aber sie war trotzdem ein sehr fröhliches, und wie ich glaube, trotz allem auch sehr glückliches Kind. Wir versuchten ihr alles so gut wie möglich zu erklären und sie gab sich mit unseren Erklärungen auch immer gerne zufrieden.

Wir versuchten vor Jenny nicht zu zeigen, wenn wir verzweifelt waren, sondern waren immer sehr stark für sie. Sie durfte zwar wissen, wenn wir uns Sorgen machten, aber ich versuchte ihr immer zu vermitteln, dass wir es schaffen würden und sich alles zum Guten wenden würde.

Manchmal stellte sie mir die Frage, auf die ich leider auch heute noch keine Antwort weiß: „Mama, warum hat der liebe Gott zugelassen, dass Elisa so krank ist?" Ich antworte dann immer, dass ich das nicht weiß, aber dass der liebe Gott Elisa sicher deshalb mit ihrer Krankheit genau zu uns geschickt hat, weil er weiß, dass wir sie trotz allem lieb haben und es ihr bei uns gut geht.

Jenny konnte anfangs nur sehr schwer akzeptieren, dass sich an Elisas Zustand nichts ändern wird.

Ich erinnere mich an einen Ausflug mit dem Kindergarten zur Frauenburg, einer alten Burgruine. Jenny war damals im zweiten Kindergartenjahr und Elisa schon knapp zwei Jahre alt. Da gab es am Rande des Waldweges einen Wunschstein. Jedes Kind durfte sich auf diesen Stein stellen und sich dann etwas wünschen. Die anderen Kinder wünschten sich Spielsachen oder einen Urlaub am Meer, aber unsere Jenny, was wünschte sie sich?

„Ich wünsche mir, dass meine Schwester Elisa wieder gesund wird." Diese Momente waren sehr schlimm für mich und machten mich unsagbar traurig. Ich war nicht nur traurig darüber, dass Elisa so krank war, sondern ich litt auch mit Jenny, wenn sie sich solche Gedanken machte. Auch Jenny tat mir leid. Ich wollte doch, dass sie eine unbeschwerte Kindheit hatte und nicht, dass sie sich in ihrem Alter schon mit solchen Gedanken quälen musste.

Jenny war oft sehr traurig darüber, dass ihre Schwester Elisa so gar nicht mit ihr spielen konnte. Sie war sehr rücksichtsvoll Elisa gegenüber und sorgte sich sehr um ihre Schwester. Viel zu sehr für ein Mädchen in ihrem Alter.

Im Winter ging ich mit Jenny gerne am Abend, wenn es schon dunkel wurde, spazieren. In der Zeit vor Weihnachten war das besonders schön, wenn die Häuser und die Straßen geschmückt und beleuchtet waren. Ich kann mich an einen Abend mit sternenklarem Himmel erinnern, als plötzlich eine Sternschnuppe vom Himmel fiel und Jenny, wie aus der Pistole geschossen sagte: „Bitte, ich wünsche mir, dass Elisa gesund wird." Ja, solche Momente gab es viele und sie taten weh, sie taten unsagbar weh.

In mir kam immer mehr der Wunsch auf, noch ein Geschwisterchen für Jenny zu bekommen. Freilich hatte sie ja Elisa, aber Elisa konnte das, was man sich von einem Geschwisterchen wünscht, mit dem man lacht, durchs Haus tobt, sich gemeinsam auf Weihnachten freut, eben nicht erfüllen. Da gab es noch etwas Unerfülltes, das ich meiner großen Tochter auf keinen Fall vorenthalten wollte. Und wir fassten schließlich einen Entschluss, mein Mann und ich.

Es musste noch ein Kind her, ein gesundes Geschwisterchen für Jenny und wir waren uns darüber einig, dass das bald sein musste, da der Altersunterschied der Geschwister nicht zu groß sein sollte.

Da Elisas Erkrankung auf einen genetischen Defekt zurückzuführen war, der vererbt werden kann, war für uns klar, dass wir kein eigenes Kind mehr bekommen würden. Wir würden adoptieren, das stand fest und zwar ein Kind aus dem Ausland, ein Mädchen aus Kambodscha.
Das war eine neue Herausforderung für mich.
Es war nicht nur der Wunsch ein Kind zu adoptieren, sondern auch das Abenteuer, das mich so reizte. Endlich hatten wir wieder etwas wirklich Spannendes und Aufregendes vor.
Plötzlich kreisten in meinem Kopf nicht nur die Gedanken um das Wohlergehen meiner Elisa und meiner Jenny, sondern da gab es noch etwas Anderes, Wunderschönes, auf das ich mich nun freuen konnte. Die Adoption unserer Tochter dauerte vom ersten Besuch der Sozialarbeiterin des Jugendamtes bis zu dem Tag, an dem wir unsere Tochter schließlich im Arm halten konnten, ziemlich genau neun Monate. Also genau so lange, wie eine Schwangerschaft.
Es war eine aufregende und auch sehr anstrengende Zeit für mich, da ich mich eigentlich ganz alleine um alles kümmerte. All die Formalitäten und Erledigungen, Herbert war zwar

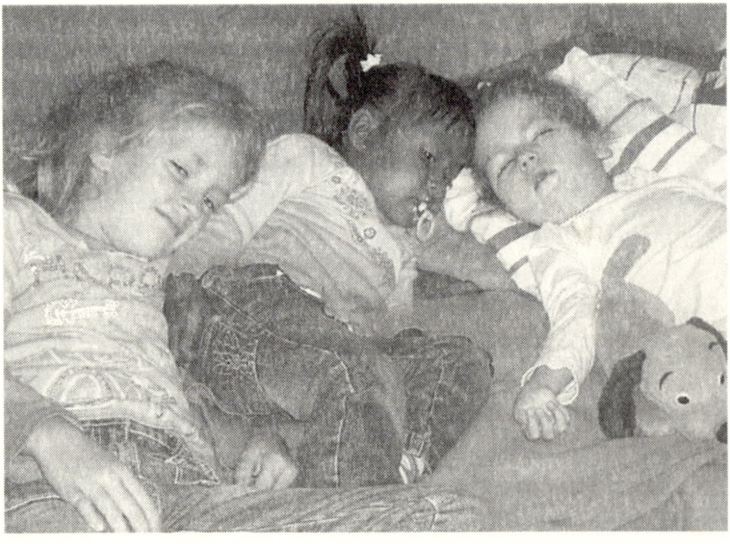

natürlich auch mit der Adoption einverstanden und freute sich schon auf unser drittes Kind, aber alles andere überließ er mir. Ich war ja auch die treibende Kraft in dieser Sache. Unter Mithilfe meiner Mutter und meiner Schwester, die uns auch bei unserem Vorhaben unterstützten, war es dann endlich so weit und die Reise nach Kambodscha konnte beginnen. Wir waren zehn Tage unterwegs. In dieser Zeit wohnten meine Schwester und meine Mutter in unserem Haus und versorgten die beiden anderen Kinder. Auch unsere Ärzte wussten Bescheid und versicherten uns, bei Bedarf jederzeit für Elisa zur Verfügung zu stehen.

Ich möchte über die Reise und unseren Aufenthalt in Kambodscha nun nicht mehr genauer berichten, da ich darüber wohl ein eigenes Buch schreiben könnte.

Nur so viel dazu. Wir adoptierten ein wunderschönes, gesundes 17 Monate altes Mädchen in Phnom Penh, unsere süße Sothea, und wir wussten vom ersten Moment an, dass wir die richtige Entscheidung getroffen hatten, denn mit Sothea veränderte sich unser aller Leben und zwar nur zum Positiven. Jenny hatte nun eine Schwester, mit der sie alles machen

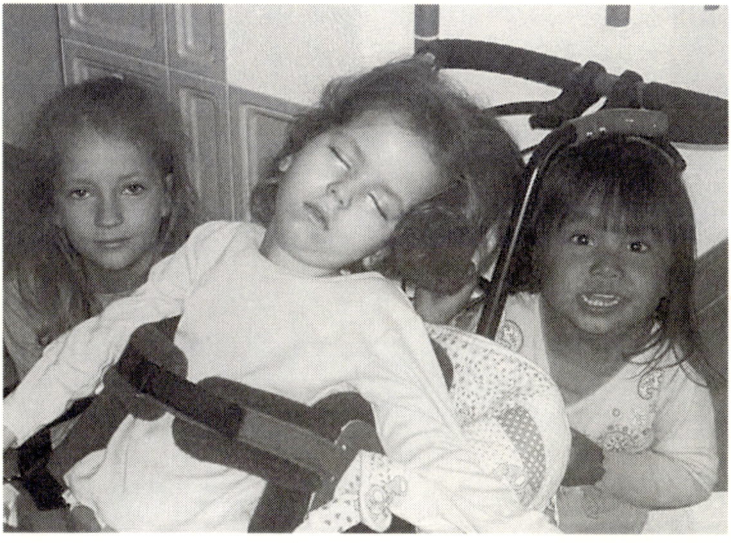

konnte, was wir uns für sie gewünscht hatten. Schon von dem Augenblick an, als Jenny und Sothea sich das erste Mal sahen, spürten wir alle, dass sie sich lieb hatten. Jenny war überglücklich über ihre neue Schwester und Sothea fühlte sich vom ersten Moment an in unserer Familie wohl. Für Herbert und mich ging zu Hause wieder die Sonne auf. Dieses Kind brachte Glück und Freude in unser Leben. Auch Elisa fühlte, dass da nun noch jemand bei uns war. Sie lauschte, wenn sie Jenny und Sothea lachen und singen hörte und sie spürte bestimmt, dass auch ich wieder zufriedener war. Nun hatten wir unsere drei Mädchen. Jedes Kind hatte eine besondere Geschichte und wir liebten und lieben jedes über alles.

Viele fremde Menschen in unserem Haus

Als Elisa ungefähr zwei Monate zu Hause war, begann ich mich darum zu kümmern, dass unser Kind auch die nötige Förderung bekam. Mir war von Anfang an bewusst, dass Elisa nicht viele Fortschritte machen würde, da wir ja mit dem bloßen Überleben schon so zu kämpfen hatten, aber wir wollten ihr alles bieten, was eben möglich war.

Ich organisierte also eine Physiotherapeutin, die einmal in der Woche ins Haus kam, ebenso eine allgemeine Frühförderin und einen Sehfrühförderer. Dazu kam dann noch eine mobile Kinderkrankenschwester einmal in der Woche, dann, wenn ich einmal Besorgungen machen musste, bei denen ich Elisa nicht mitnehmen konnte. Als Elisa noch so klein war, war es ja noch recht leicht sie im Maxi Cosi mitzunehmen, vorausgesetzt es ging ihr nicht schlecht.

Die erste Physiotherapeutin hatten wir nur wenige Monate. Sie war mir zu dominant. Sie erzählte mir ständig, wie ich was zu tun hatte und ich bin allergisch gegen Bevormundung. Sie hatte für meine Begriffe auch zu wenig Gefühl für meine Elisa und so wechselten wir zu einer anderen Therapeutin. Diesmal war es eine sehr herzliche und sympathische Frau, nur konnte sie mir bis zum Schluss nicht glauben, dass Elisa nie große Fortschritte machen würde.

Sie wollte bei Elisa unbedingt mit Vojta arbeiten, doch diese Art der Therapie war für Elisa völlig ungeeignet und wurde für sie immer mehr zu einer Qual.

Elisa schrie schon, wenn wir nur das Haus der Therapeutin betraten und hörte während der Therapie auch nicht auf zu schreien. Dazu kam noch, dass ich mit Elisa eine Stunde mit dem Auto fahren musste, um zur Therapie zu kommen und sie

sehr oft während der Fahrt einen Krampfanfall bekam. Wenn wir dann bei der Therapeutin ankamen, war sie völlig erschöpft und schlief nur noch. Es war mir schließlich nicht mehr möglich mit anzusehen, wie Elisa diese Therapie ablehnte und so entschied ich mich wieder für einen Therapeutenwechsel.
Gott sei Dank hatten wir Glück und fanden endlich eine Physiotherapeutin, die akzeptieren konnte, dass man bei Elisa keine Bäume ausreißen und auch nicht die großen Fortschritte erzielen kann und die mit Bobath auf eine sehr einfühlsame und trotzdem, wie ich glaube, gute Weise mit Elisa zu arbeiten versucht. Sie kommt auch zu uns nach Hause, was für Elisa eine große Erleichterung bedeutet und für mich natürlich auch.
Für die allgemeine Frühförderung hatten wir in den ersten Monaten eine Dame, die zwar sehr einfühlsam war und auch langjährige fundierte Erfahrung mitbrachte, die aber leider sehr viele Stunden ausfallen ließ und sich schließlich ganz plötzlich verabschiedete. Dann bekamen wir allerdings eine Frühförderin, mit der wir bis heute sehr glücklich sind. Frühförderung für Elisa bedeutet vor allem Abwechslung und zusätzliche Anreize. Es ist nicht zu anstrengend für sie sondern wirklich angenehm. Und auch ich empfinde die Besuche unserer Frühförderin als angenehme Abwechslung, in der auch einmal Zeit für ein gutes Gespräch ist.
Ja und dann hatten wir noch unseren Sehfrühförderer. Den einzigen Mann in der Riege und einen irrsinnig einfühlsamen und fachlich kompetenten Menschen, den die ganze Familie ins Herz geschlossen hatte. Aber auch er hat uns aus familiären Gründen seinerseits verlassen. Wir bekamen aber eine sehr nette und auch sehr kompetente Kollegin von ihm, mit der wir jetzt überaus zufrieden sind.
Was die mobilen Krankenschwestern betrifft, so haben wir mittlerweile auch schon die vierte, die uns beehrt, da uns die drei anderer nacheinander aus jobtechnischen Gründen verlassen haben.
So wie ich das hier erzähle, dieser ständige Wechsel der Personen und die vielen Besuche, die wir jede Woche haben, mag

das ja recht gut und fast lustig klingen. Ich glaube, ich habe mir da schon so eine Art Galgenhumor zugelegt, aber es ist nicht immer einfach, wenn so viele fremde Menschen in den eigentlich familiären Bereich einer Familie, ins eigene Heim kommen und regelmäßig dort erscheinen. Ich habe sämtliche Therapien und Krankenschwesternbesuche auf die Vormittagsstunden gelegt, damit mein Mann sich in seiner Privatsphäre nicht so gestört fühlt.

Auch für mich ist das nicht leicht. Vor allem dieser ständige Wechsel der Personen ist nicht unproblematisch und sehr anstrengend. Es braucht doch immer einige Zeit um ein gewisses Vertrauen, ohne das es nicht geht, wenn jemand über Jahre wöchentlich kommen soll, aufzubauen. Auch für Jenny und Sothea ist das nicht so einfach. Sie wollen zu Hause in ihrer vertrauten Umgebung auch vertraute Gesichter um sich haben und waren manchmal ganz unrund, wenn sie müde von der Schule oder vom Kindergarten nach Hause kamen, und schon wieder war jemand da, den sie noch nicht so gut kannten. Ich versuche, wie erwähnt, alles so gut wie möglich zu organisieren und auf alle Familienmitglieder abzustimmen, aber es ist nun mal Fakt, wir müssen unsere Haustüre und unser privates Reich halt schon offener lassen als manch andere Familien, und das ist nicht immer so einfach.

Elisa bekommt eine PEG

Seit unsere Elisa das Natriumbenzoat bekam war sie eigentlich relativ stabil. Das heißt, wir hatten keine größeren Aufregungen, was ihre Gesundheit betraf. Sie hatte zwar täglich ihre Anfälle, aber die Anfälle waren nicht mehr so stark und schienen unser Kind nicht mehr so sehr zu belasten. Mit dem Essen ging es auch so halbwegs. Zwar dauerte jede Mahlzeit ungefähr fünfzig Minuten, und Elisa bekam fünf Mahlzeiten am Tag, aber es ging. Vor allem erbrach sie nicht mehr so oft wie früher.
Sorgen bereitete uns allerdings ihre alljährlich zweimal auftretende Bronchitis. Es war immer im Herbst und dann noch einmal am Ende des Winters. Elisa bekam plötzlich Husten, ihre Lungen verschleimten und sie hatte dann immer große Schluckprobleme. Beim Löffeln der Mahlzeiten war das ein Horror. Ich bekam nur mit Mühe den Brei in sie hinein, da es ja viel langsamer gehen musste aufgrund ihrer Schluckbeschwerden. Beinahe jedes Mal nach dem Essen bekam sie einen Hustenanfall und erbrach alles wieder. Es war furchtbar. Meist dauerte es zwei bis drei Wochen, bis wir diese Bronchitis mit Antibiotika wieder in den Griff bekamen und Elisa auch wieder Nahrung aufnahm ohne sie ständig zu erbrechen.
Diese Zeit war für mich immer der reine Wahnsinn. Ich war psychisch und auch körperlich irrsinnig belastet, wenn es Elisa so schlecht ging. Den ganzen Tag über war ich in dieser Zeit damit beschäftigt das Kind zu füttern, und immer wieder kamen die Tiefschläge, wenn sie das Essen erbrach. Abgesehen von der zeitlichen Belastung, ich hatte ja für nichts anderes mehr Zeit und die beiden anderen Kinder mussten einfach zurückstecken, war ich auch ständig in Sorge, dass Elisa zu viel abnahm, wo sie doch ohnehin untergewichtig war. Ich

Schließlich war es so weit.
Ich fuhr alleine mit Elisa im Rettungswagen ins Krankenhaus. Herbert musste ja arbeiten und für die beiden anderen Kinder zu Hause sorgen. Unser Arzt wartete schon auf uns und ich war sehr froh, dass er immer bei uns war. Es folgten die üblichen routinemäßigen Voruntersuchungen und danach wurde mein Kind narkotisiert. Ich war immer bei ihr und konnte zusehen wie sie langsam einschlief. Dann wurde sie in den Operationssaal geschoben und unser Arzt und ich wichen nicht von ihrem Bett. Im OP Raum kam auch noch der Chirurg zu mir, erklärte mir kurz, was er bei der OP machen würde und versicherte mir, dass ich mir keine Sorgen machen müsste. Unser Oberarzt war bei der OP anwesend. Ich wurde gebeten mich zu verabschieden und den OP-Raum zu verlassen.
Es war ein furchtbarer Moment. Da lag mein Kind auf dem Operationsbett. Zugedeckt mit einem weißen Leintuch und nur ihr kleines blasses Gesichtchen schaute hervor. Es zerriss mir fast das Herz. Ich gab ihr noch einen Kuss und verließ unter Tränen den Raum.
Ich wartete auf dem Gang und es gingen mir tausende Gedanken durch meinen Kopf.
Ich hatte solche Angst mein Kind zu verlieren und betete zu Gott, dass alles gut gehen würde.
Nach ungefähr vierzig Minuten kam mein Arzt aus dem OP Raum. Er kam auf mich zu und sagte, es würde alles planmäßig und ganz problemlos gehen.
Seine Worte beruhigten mich zwar ein bisschen, aber ich konnte trotzdem nicht aufhören vor lauter Angst zu weinen.
Nach ungefähr 45 Minuten ging endlich die Tür auf und das Bett mit meinem Kind wurde auf den Gang geschoben. Mein Arzt war dabei und erklärte mir, dass Elisa alles gut überstanden habe und nun zur Beobachtung in die Intensivstation gebracht werde.
Ich konnte natürlich immer bei ihr sein. Die Intensivstation war mir ja noch sehr vertraut, schließlich haben Elisa und ich ja nach ihrer Geburt zwei Monate dort fast gewohnt.

Die Intensivstation war beinahe leer. Ich kann mich an zwei Kinder erinnern, die mit ihren Müttern auch dort waren, aber ich hatte in der Situation nur Augen für mein eigens Kind.
Elisa lag da und schlief. Sie atmete recht ruhig, war noch ein bisschen verschleimt, aber sie schien wirklich alles gut überstanden zu haben. Es dauerte nicht einmal eine Stunde und schon wurde sie wach. Mein Gott, war ich froh, als ich sah, dass sie sich nicht verändert hatte.
Wir blieben noch zwei Stunden in der Intensivstation und wurden danach gleich in ein Mutter-Kind-Zimmer auf die Kinderstation verlegt. Elisa erholte sich so gut, dass wir bereits am übernächsten Tag nach Hause fahren durften.
Die Wunde verheilte ohne Probleme und das Sondieren mit der Spritze durch die PEG stellte sich wirklich als viel einfacher und für Elisa schonender heraus.
Heute denke ich, wir hätten diese Entscheidung einfach schon viel früher fällen sollen. Wir hätten ihr dadurch vieles erspart, und auch für mich wäre es viel einfacher gewesen.

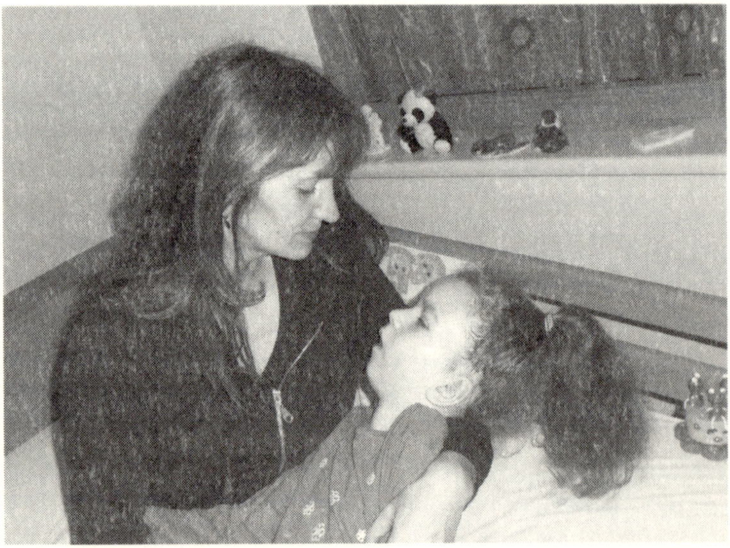

Die Sache mit den Hilfsmitteln und Adaptionen

Zu den Sorgen, die wir mit unserer Elisa aufgrund ihrer Erkrankung hatten, gesellten sich nun auch noch andere Hürden, die es zu überwinden galt.

Behinderte Kinder brauchen viele Hilfsmittel. Das ist ja nichts Neues und klingt auch sehr einfach. Der Haken dabei ist nur, dass diese Hilfsmittel, sei es jetzt ein Rollstuhl oder eine Sitzschale, ja für jedes Kind passen sollten und für Elisa schien nun einfach nichts wirklich optimal zu passen.

Als Elisa neun oder zehn Monate alt war, wurde uns empfohlen, eine Sitzschale anfertigen zu lassen, damit Elisa in eine sitzende Position gebracht werden konnte.

Es wurde also mittels Gipsabdruck über eine renommierte Orthopädiefirma eine kleine Sitzschale für Elisa angefertigt. Die Sitzschale sah sehr süß aus, war mit Teletubbies bedruckt, aber es stellte sich relativ bald heraus, dass sie für uns nicht zu benutzen war.

Die Schale musste an der Vorderseite auseinandergedrückt werden wenn man das Kind hineinsetzten wollte und da gab es schon das erste Problem.

Ich konnte alleine nicht gleichzeitig die Schale auseinanderdrücken und daneben das Kind halten und dann auch noch hineinsetzen. Dafür musste man zu zweit sein. Weiters kam hinzu, dass Elisa ja sehr oft krampfte und meistens dann auch erbrach. Wenn sie nun in der Schale war und plötzlich anfing zu krampfen, konnte ich sie alleine ja gar nicht so schnell aus der Schale wieder herausholen, damit sie mir nicht am Erbrochenen erstickte.

Kurz gesagt, die Sitzschale war für uns nicht zu gebrauchen. Als nächstes besorgten wir uns, als Elisa ungefähr ein Jahr alt

war, einen richtig tollen Rehabuggy. Elisa konnte nämlich in den herkömmlichen Kinderwägen nicht transportiert werden. Die handelsüblichen Liegewägen waren bald zu kurz, Elisa war ja sehr groß, und die im Handel erhältlichen Sitzwägen waren natürlich völlig ungeeignet, da Elisa ja nicht sitzen konnte. Elisa hat keine Kopfkontrolle, ihr Stützapparat stützt sie nicht. Der spezielle Rehabuggy war anfangs ideal. Er war stabil und praktisch beim Spazierengehen und wir hatten auch ein Zimmeruntergestell, in dem Elisa auch im Haus sitzen konnte. Der Sitz war besonders geformt und Elisa wurde darin mit Gurten und einer Sitzhose fixiert.
Vor allem konnte ich sie auch alleine in diesen Sitz setzen und wenn es erforderlich war, konnte ich sie auch schnell wieder herausholen.
Diesen Rehabuggy hatten wir ungefähr 2 ½ Jahre, da fiel mir auf, dass Elisas Wirbelsäule immer krummer wurde. Sie saß auch zusehends schiefer in dem Sitz. Je älter unser Kind wurde, umso schwieriger wurde das Sitzen. Schließlich wurde uns auch vom Arzt gesagt, dass dieser Sitz nicht mehr optimal für Elisas Wirbelsäule sei und wir ließen einen Rollstuhl mit eingebauter Sitzschale anfertigen. Es war sehr mühsam, dieses Gerät zu bekommen. Wir mussten mit Elisa dafür einige Male in die Klinik fahren um zu röntgen und um Abdrücke zu machen. Über den Daumen gerechnet würde ich sagen, dauerte es fast ein halbes Jahr, bis wir endlich diesen, so sehnlich erwarteten, Rollstuhl mit Sitzschale bekamen.
Während dieser Zeit musste unser Kind immer liegen, da wir ja keine andere Sitzversorgung hatten und der Rehabuggy ihr nur noch schadete.
Endlich bekamen wir nun diesen Rollstuhl. Schon am zweiten Tag bemerkten wir, dass da vieles nicht so war, wie wir es uns vorgestellt hatten. Es fehlten Armauflagen und so baumelten Elisas Arme immer nach hinten und drohten in die Reifen zu kommen. Auch bei den Beinen gab es Probleme und was uns am meisten Sorgen machte, Elisa hatte plötzlich Probleme beim Schlucken, wenn sie im Rollstuhl saß.

Es wurde uns gesagt, wir sollten sie halt langsam an den Rolli gewöhnen und das würde dann schon werden.
Es ist nie geworden. Wir ließen sämtliche Änderungen und Verbesserungen am Gerät anfertigen, fuhren mit Elisa zu anderen Therapeuten und zur Logopädin, aber das Schluckproblem konnte nicht gelöst werden. Elisa konnte und kann nicht länger als einige Minuten im Rolli sitzen, denn dann fängt sie an zu speicheln und kann ihren Speichel nicht mehr schlucken. Da sie dann am eigenen Speichel zu ersticken droht, muss ich sie natürlich aus dem Rolli herausheben und so steht er halt nun meistens ohne unserem Kind im Wohnzimmer herum. Elisa fühlt sich am wohlsten, wenn sie sich in liegender Position befindet. Das wäre ja kein Problem, wenn man nicht hin und wieder einmal spazieren gehen wollte oder auch einmal mit dem Auto irgendwohin fahren müsste.
Da unser alter Rehabuggy für Elisa, auch wenn er in Liegeposition war, schließlich zu klein wurde, mussten wir, als Elisa knappe fünf Jahre alt war, einen neuen Rehabuggy anschaffen. Es gibt auch bei Rehabuggies nur ganz wenige Modelle für so große Kinder, die man auch in Liegeposition stellen kann. Aber wir wurden dennoch fündig und konnten einen Buggy anschaffen, der zumindest beim Spazierengehen den Anforderungen unsere Tochter entspricht.
Ein weiteres Problem stellte das Autofahren dar. Elisa konnte in einem herkömmlichen Autositz nicht sitzen und auch der für sie speziell angefertigte Reha-Autositz konnte aufgrund ihrer Schluckprobleme nicht von uns verwendet werden.
Man könnte jetzt fragen, warum man so viele teure Hilfsmittel anschafft, wenn man sie dann ja doch nicht brauchen kann. Ja, wenn man das vorher nur wüsste. Die Anschaffung dieser Hilfsmittel geht ja folgendermaßen vor sich:
Man geht vorher zum Arzt, zum Orthopäden und dann wird einem etwas empfohlen.
Man lässt es anfertigen, und bei Elisa muss alles speziell für sie angefertigt werden, und hofft dann, dass es auch so passen und funktionieren wird. Ob das so ist, merkt man jedoch erst

dann, wenn es in der Praxis verwendet wird. Und leider passt es dann meist doch nicht.
Da diese Hilfsmittel jedoch alle Spezialanfertigungen sind, kann man auch nichts mehr zurückgeben oder umtauschen.
Zurück zum Autositz. Wir hatten nun das Problem, dass wir Elisa nicht im Auto transportieren konnten. Freilich, wenn wir ins Krankenhaus mussten, konnten wir mit der Rettung fahren, aber was war im Alltag?
Kann sich jemand vorstellen, was es heißt, drei Kinder zu haben aber eines nicht mit dem Auto transportieren zu können? Das bedeutet, dass immer jemand zu Hause sein muss. So ist es auch. Es ist immer einer zu Hause. Das bedeutet ständiges Organisieren und das Angewiesensein auf Freunde und Bekannte, die kurz einspringen können.
Damit kamen und kommen wir ja recht gut zurecht. Doch was ist, wenn man einmal gemeinsam wohin fahren muss oder will? Wir hatten, so wie jede andere Familie auch, den Wunsch im Sommer einige Tage wegzufahren und Urlaub zu machen. Die beiden anderen Mädels, vor allem Jenny, wollten unbedingt ans Meer und auch Herbert und ich sehnten uns nach ein wenig Sonne, Strand und Meer. Da mit Elisa alles so schwierig und umständlich war und wir sie im Auto auch nicht mehrere Stunden transportieren konnten, beschlossen wir mit den beiden anderen Kindern eine Woche Urlaub in Italien zu machen und konnten meine Mutter und meine Schwester wieder dazu überreden, in diesen Tagen in unser Haus einzuziehen und unsere Elisa zu betreuen. Das lief auch sehr gut. Der Urlaub war schön und wir konnten einmal so richtig ausspannen, unbeschwert genießen und auch die Mädels hatten ihren Spaß. Ich habe mich während des Urlaubs immer wieder darüber gewundert, wie gestresst andere Frauen mit ihren Männern und ihren Kindern, oft war da nur ein Kind, im Urlaub gewirkt hatten. Für mich war dieser Urlaub mit Herbert und den zwei Mädchen wirklich Erholung pur. Allerdings kam in uns der Wunsch auf, doch einmal mit der ganzen Familie in Urlaub zu fahren. Es war kein wirklich erhebendes Gefühl mit

zwei Kindern in den Urlaub zu fahren und das dritte Kind zu Hause lassen zu müssen. Außerdem wollte ich meine Mutter und meine Schwester auch nicht jedes Jahr einspannen müssen. Wie sollte das nun aber gehen?

Nach langen Überlegungen entschlossen wir uns schließlich zum Kauf eines großen Van, in dem wir sämtliche Sitze umbauten, damit es möglich war, Elisa nun liegend im Auto zu transportieren. Auch die übrige Familie sollte Platz haben und natürlich noch der große Rehabuggy.

Was unsere Räumlichkeiten in unserem Haus betraf, wurde uns nach den ersten Jahren mit Elisa bewusst, dass wir auch daran etwas ändern mussten. Elisa hatte in den ersten drei Jahren zwei Betten. Ein Bett in ihrem Schlafzimmer im ersten Stock unseres Hauses, gleich neben unserem Schlafzimmer und ein Bett im Wohnzimmer. Den ganzen Tag über war Elisa bei uns und lag in diesem Bett im Wohnzimmer und abends, wenn auch wir schlafen gingen, trugen wir sie dann hinauf in ihr Schlafzimmer. Sie war immer in unserer Nähe, denn ich musste und wollte sie ja immer in meiner unmittelbaren Nähe haben.

Im Laufe der Zeit, stellte sich diese Situation für alle Beteiligten jedoch als immer weniger zufriedenstellend heraus. Elisa hatte durch ihre ständige Anwesenheit mitten in unserem Wohnzimmer kaum Ruhe. Die anderen Kinder spielten um sie herum und waren, wenn sie sich auch noch so rücksichtsvoll verhielten, hin und wieder einmal laut und schreckten Elisa oft aus dem Schlaf auf, was bei ihr immer einen Krampfanfall zur Folge hatte. Unser Wohnzimmer sah eigentlich aus wie ein Krankenzimmer. Da stand dieses große halbhohe Bett mit den vielen Utensilien, wie Inhalationsgerät, Absauggerät, Ernährungspumpe usw. um es herum und füllte den ganzen Wohnzimmerbereich aus.

Obwohl ich meinen Schatz natürlich ständig bei mir haben wollte, sehnte ich mich nach einem Wohnbereich, der auch als solcher zu erkennen war.

Außerdem machte uns das allabendliche Schreien unserer Tochter immer mehr zu schaffen. Unsere Abende sahen ungefähr so aus:
Nachdem Jenny und Sothea ins Bett gegangen waren, wurde Elisa sondiert. Das Sondieren dauerte an guten Abenden ungefähr achtzig Minuten und dann hätten Herbert und ich uns eigentlich endlich gemütlich vor den Fernseher setzen können und hätten Zeit zum Entspannen gehabt. Die Betonung liegt hier auf hätten, denn es war natürlich nicht so. Regelmäßig um die gleiche Zeit so gegen 21Uhr abends, bekam Elisa aus bis heute nicht ersichtlichem Grund, ihren Schreianfall, und der konnte auch einige Zeit anhalten.
Da saßen wir dann auf unserem Sofa im Wohnzimmer vor dem Fernsehgerät und hinter uns im Bett schrie unsere beinahe schon drei Jahre alte Tochter aus Leibeskräften und ließ sich auch durch niemanden und nichts beruhigen. Ich liebe mein Kind aus ganzem Herzen, aber dieses allabendliche Schreien ging mir so an die Substanz und brachte mich schier an den Rand des Wahnsinns. Es war jeden Abend dasselbe und das nicht nur für eine kurze Phase, sondern das ging so schon seit mehr als zwei Jahren. Jeden Abend, wenn ich mich endlich hinsetzen wollte, um mich vom Tag auszuruhen, fing mein Kind an zu schreien. Ich wusste, es musste etwas geschehen, wenn ich nicht völlig verrückt werden wollte.
Zudem wurde Elisa immer größer und schwerer je älter sie wurde und ich empfand es als sehr anstrengend sie all abendlich über die Stiegen in das Obergeschoss zu tragen und morgens auch wieder hinunterzuschleppen. Hinzu kam, dass sich auch unser Badezimmer im Obergeschoss befand und Elisa auch zum Baden immer rauf und dann eben auch wieder runter getragen werden musste.
Die räumlichen Gegebenheiten in unserem Haus stellten sich also immer mehr als Problem heraus und so beschlossen wir umzubauen. Elisa erhielt einen eigenen Raum im Erdgeschoss mit Badezimmer. Sie musste nun nicht mehr ständig über Stiegen getragen werden, hatte ihren eigenen Rückzugs- und

Ruhebereich. Während ihrer Schreiattacken hatte ich die Möglichkeit, die Türe zu Elisas Zimmer anzulehnen, damit der Geräuschpegel erträglich war und auch die beiden anderen Kinder nicht regelmäßig nach dem Einschlafen wieder aus dem Schlaf gerissen wurden.

Urlaub in Italien

Wie ich schon erwähnte, hatten wir nun unser riesiges Auto, und dem Urlaub in Italien stand nichts mehr im Wege. Wir wollten ans Meer, das war uns allen sehr wichtig. Wir wollten Elisa keine allzu lange Autofahrt zumuten und so entschieden wir uns für die obere Adria, für Bibione. Es war für uns auch wichtig, dass wir, sollte es Elisa gesundheitlich plötzlich schlecht gehen, jederzeit nach Hause fahren und vor allem relativ schnell ein Krankenhaus in Österreich erreichen könnten.

Wir entschieden uns für eine Apartmentanlage, in der wir den unteren Teil eines Reihenhauses bewohnen konnten. Ein Bekannter hatte sie uns empfohlen. Wichtig war mir eine schattige Terrasse, da wir Elisa ja nicht den ganzen Tag der Sonne aussetzen wollten, und ein Pool für die beiden anderen Kinder. Zwei Wochen Urlaub wurden gebucht.

Zwei Tage vor Reiseanbruch schrieb ich mir eine Liste mit all den Dingen, die wir für Elisa unbedingt mitnehmen mussten. Da stand z.B. Ernährungspumpe, vierzig Flaschen Sondennahrung, Pulvernahrung, Absauggerät, Inhalationsgerät, 10er Spritzen, 20er Spritzen, eine Stehlampe, an der wir die Ernährungspumpe befestigen könnten, Lagerungskeile, ein kleiner Koffer voller Medikamente, Windeln, Verbandszeug für die PEG, ja und dann halt noch die üblichen Sachen, die alle Kinder so brauchen.

Ich war sehr nervös und machte mir große Sorgen, ob wir wohl nichts vergessen hatten und ob wir wohl das Richtige tun würden. Immer wieder stellte ich mir die Frage, je näher unser Urlaub rückte, ob so ein Urlaub denn überhaupt notwendig wäre, ob das mit Elisa wohl gehen würde. Ich hatte immer mehr Bedenken, ja ich hatte plötzlich fast Angst davor.

Hinzu kam auch noch, dass meine Mutter einige Monate zuvor an Krebs erkrankt war und ihr Zustand sich zusehends verschlechterte. Sie lebte zu dieser Zeit in einem Pensionistenheim, war zwar rund um die Uhr versorgt, aber ich machte mir große Sorgen um sie und ließ sie nicht gerne alleine. Natürlich gab es noch meine Geschwister und die übrige Verwandtschaft, die sich ständig um sie kümmerten, aber ich hatte trotzdem kein gutes Gefühl dabei, sie so lange nicht zu sehen.

Mein Mann und die Kinder freuten sich aber schon sehr auf den Urlaub. Endlich war es dann auch so weit.

Unser Auto ist wirklich sehr groß, aber als wir alle Kinder drinnen hatten, den Rehabuggy verstaut hatten und schließlich auch noch das ganze Gepäck untergebracht war, musste ich über Elisa klettern, um überhaupt noch auf meinen Sitzplatz neben ihr zu gelangen. Jeder Quadratzentimeter des Autos war voll bepackt.

Wir fuhren los. Elisa lag sehr entspannt auf ihrem Liegesitz. Das eigens für sie bestellte Gurtsystem stellte sich zwar nicht als optimal heraus, aber es würde schon gehen, es musste einfach gehen.

Die Autofahrt verlief eigentlich besser, als ich es mir erwartet hatte. Elisa schlief die ganze Zeit über, und die beiden anderen Kinder waren sehr brav.

Natürlich standen wir im Stau und brauchten fast sechs Stunden bis Bibione, aber mit der Klimaanlage war das nicht so schlimm. Auch das Sondieren von Elisas Nahrung während der Fahrt gestaltete sich problemloser, als ich mir das gedacht hatte.

Wir kamen also in der Apartmentanlage an und es sah alles sehr schön und komfortabel aus.

Früher machten mein Mann und ich eigentlich immer Urlaube in Hotels und so war es für mich schon recht ungewöhnlich, gleich nach der Ankunft einmal die Betten überziehen zu müssen um es ein bisschen wohnlich zu haben. Elisa war von der langen Fahrt völlig durchgeschwitzt und musste sofort umgezogen werden. Sie war ziemlich geschafft.

Wir legten sie gleich ins Bett und anschließend musste sie ohnehin ihre Nahrung bekommen. Unsere Stehlampe stellte sich als sehr wichtig heraus, da wir sonst keine Gelegenheit gehabt hätten ihr Fläschchen und die Nahrungspumpe irgendwo aufzuhängen.
Obwohl bisher alles gut gegangen war, wollte sich bei mir einfach keine Urlaubsstimmung einstellen. Ich war sehr angespannt. Hinzu kam, dass der Urlaub überschattet war von der schweren Erkrankung meiner Mutter und ich mir auch darüber ständig Sorgen machte.
Die Tage verliefen eigentlich sehr gut und problemlos. Wir hatten einen wunderbaren Pool, nur einige Meter vom Apartment entfernt, den Jenny und Sothea sehr genossen, und wir hatten eine eigene Terrasse mit einer großen Markise. Zum Meer mussten wir relativ weit gehen, aber den Kindern machte das Gehen nichts aus und Elisa hatte so ihren Spaziergang im Buggy. Am Strand lag Elisa meist in ihrem Buggy unter dem großen Sonnenschirm und schlief. Mein Mann und die beiden anderen Kinder gingen schwimmen und einige Male ging auch ich mit den Kindern ins Wasser.
Da immer jemand bei Elisa sein musste, konnten wir nie alle zusammen schwimmen gehen. Elisa schlief fast immer. Wenn es zu heiß war, blieben wir im Apartment. Herbert und die Kinder waren am Pool und Elisa und ich blieben auf der schattigen Terrasse.
Als schwierig stellte sich das Unterfangen „Lunapark“ heraus. Jenny und Sothea wollten natürlich abends unbedingt in den Lunapark, mit Elisa ging das aber nicht. Erstens wäre es für sie dort viel zu laut gewesen und zweitens musste Elisa um diese Zeit ihre Nahrung bekommen. Herbert alleine konnte mit den beiden anderen Kindern auch nicht zum Lunapark, denn Sothea war noch zu klein um z. B. mit der Geisterbahn zu fahren, Jenny wollte das unbedingt, konnte das aber auch noch nicht alleine. Also war nichts mit Lunapark.
Wir entschlossen uns dann eines Abends für Minigolf. Jenny hatte großen Spaß aber leider mussten wir frühzeitig das Spiel

abbrechen, weil es so viele Gelsen gab und wir für Elisa kein Moskitonetz am Buggy hatten. Wir mussten also wieder wegen Elisa auf etwas verzichten, und das machte vor allem unsere sonst so vernünftige Jenny sehr zornig.
Nach sechs Tagen Urlaub in Italien erreichte uns schließlich ein Anruf meiner Schwester, in dem sie uns mitteilte, dass es meiner Mutter sehr schlecht ginge. So mussten wir den Urlaub vorzeitig (wir hatten ja zwei Wochen gebucht) abbrechen und fuhren nach sieben Tagen Italien wieder nach Hause.

Es war gut, dass wir so schnell nach Hause gefahren waren, denn meine Mutter lag im Sterben. So konnten wir uns alle zu Hause noch von ihr verabschieden. Eine Woche nach unserer Rückkehr aus Italien verstarb meine liebe Mutter und meine Kinder verloren ihre geliebte Großmutter.

Was den Urlaub mit Elisa betraf, so gelangte ich zu einer Erkenntnis:
Wir wollten diesen Urlaub unbedingt haben. Wir wollten unbedingt mit allen Kindern Urlaub am Meer machen, so wie andere Familien auch, aber wir sind eben nun einmal nicht wie andere Familien.
Für mich war der Urlaub mit Elisa Anspannung pur. Ich war ständig mit der Aufgabe beschäftigt es allen Kindern recht zu machen und konnte für mich selbst gar nichts an Erholung gewinnen.
Mein Mann war oft unausgeglichen und schlecht gelaunt und musste feststellen, dass das, was er sich für den Urlaub vorgestellt und vorgenommen hatte, mit Elisa einfach nur sehr schwer zu bewerkstelligen war.
Jenny und Sothea hatten zwar ihren Spaß beim Schwimmen, mussten aber auf einiges verzichten.
Und Elisa? Elisa fühlt sich am wohlsten zu Hause. Für sie war der Urlaub anstrengend und eigentlich unnötig.
Wir werden in Zukunft mit Elisa vielleicht auch einige Tage wegfahren, aber wir werden es beim nächsten Mal wohl einmal mit ein paar Tagen Thermenurlaub in Österreich versuchen.

Trotzdem: Meine Elisa war mit uns in Italien und wenn sie es auch vielleicht nicht gesehen hat, so hat sie es hoffentlich zumindest gerochen und gehört, das Meer, und das war mir wichtig.

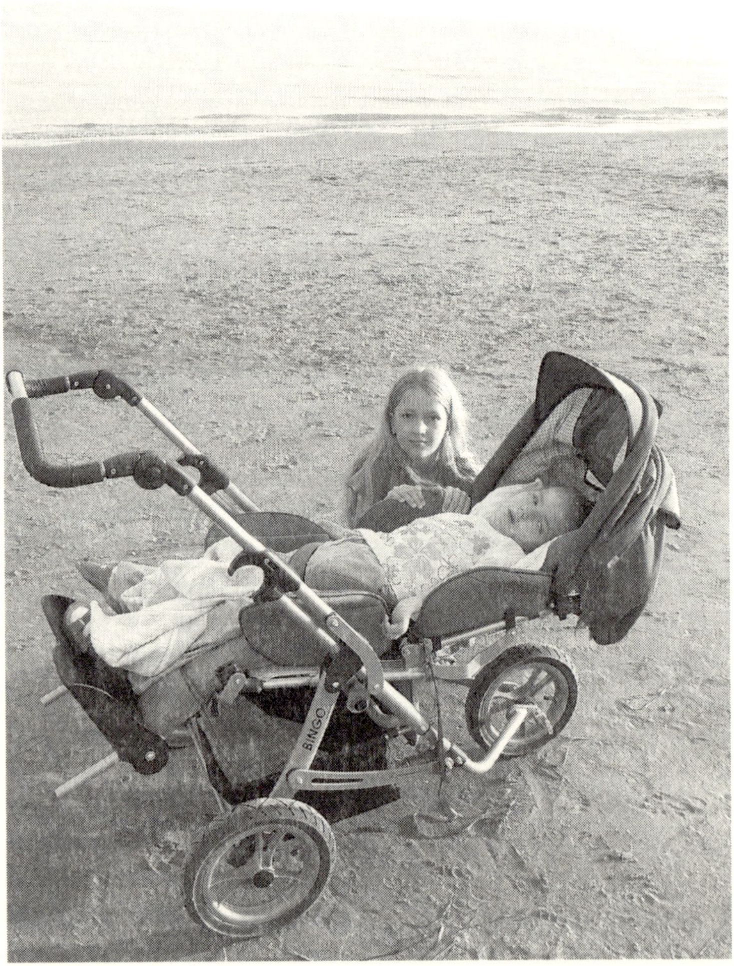

Die Familie

Wenn ein Kind mit einer so schweren Erkrankung und Behinderung, wie unsere Elisa sie hat, in eine Familie hineingeboren wird, ist das nicht nur eine besondere Situation für die Eltern und Geschwister, sondern auch für alle anderen Familienangehörigen und für das ganze Umfeld, in der die Familie lebt.
Es begann schon im Krankenhaus in Leoben. Ich spürte eine große Anteilnahme meiner Freunde und Arbeitskollegen, als sie erfuhren, dass unsere Tochter so schwer krank war.
In den ersten Wochen bekam ich unzählige Anrufe und Briefe, in denen mir alle ihre ehrliche Anteilnahme ausdrückten. Obwohl ich kaum Zeit hatte zu telefonieren, da ich ja immer in der Intensivstation war, freute ich mich sehr darüber, dass so viele Menschen an uns dachten. Es war wirklich unglaublich wie sehr alle mit uns fühlten.
Elisa und ich bekamen auch viele Besuche. Zwar durften die Besucher nicht zu Elisa, aber es war möglich, sie wenigstens durch eine Scheibe zu sehen. Es war mir damals so wichtig, dass möglichst viele meiner Freunde meine Elisa ansehen konnten. Ich wollte ihnen zeigen, was sie doch für ein süßes Kind war und ich wollte, dass möglichst viele sie kennen lernten, immer mit der Angst, dass womöglich später keine Zeit mehr dafür sein könnte.
Meine Freunde und die Familie, vor allem meine Mutter und meine Geschwister, standen uns bei und machten uns immer wieder Mut.
Fast unerträglich für mich waren jedoch die Besuche meiner Schwiegereltern und meines Vaters. Meine Schwiegermutter brachte bei ihren Besuchen vor lauter Weinen kaum einen Satz heraus, und wenn, dann kam nur so was wie: „Warum

ist das nur so passiert, das arme Kind." Mein Schwiegervater wiederum sprach während der Besuche kein einziges Wort. Ich weiß, dass meine Schwiegereltern herzensgute Menschen sind und selbst einfach nicht mit dieser Situation umgehen konnten, aber ich wünschte sie bei diesen Besuchen zum Teufel. Sie hielten mich bei ihren Besuchen nur davon ab, bei meinem Kind zu sein, denn sie durften nicht in die Intensivstation. Ich war jedes Mal froh, wenn sie nur endlich wieder weg waren. Mein Vater war auch nicht wirklich eine Stütze. Er war so traurig in dieser Zeit und hatte einfach nur negative Gedanken. Ich war sehr froh, als ihm meine Schwester bei einem seiner Besuche sehr bestimmt sagte, dass er mich besser nicht mehr besuchen sollte, wenn er nur diese Endzeitstimmung verbreitete.

Meine Schwester und mein Bruder hielten sich tapfer. Mein Bruder, der auch Elisas Taufpate werden sollte, besuchte sein Patenkind und mich so oft er konnte. Die Ärzte erlaubten ihm sogar einmal in die Intensivstation zu kommen, damit er Elisa wenigstens einmal streicheln konnte. Meine Schwester war mir eine große Hilfe. Sie war zwar sicher selbst völlig verzweifelt und litt mit mir, aber sie versuchte mich immer aufzubauen und positiv zu denken. (Das tut sie auch heute noch).

Es war für die ganze Familie eine Ausnahmesituation. Wir waren alle mit einer Situation konfrontiert, die keiner je für möglich gehalten hatte. Solche Schicksalsschläge ereilten doch immer nur die anderen, aber keiner hätte je gedacht, dass auch uns so etwas treffen könnte.

Als Elisa dann zu Hause war, bekamen wir viele Besuche. Ich merkte jedoch relativ bald, dass es von Seiten der übrigen Familie Berührungsängste gab. Es war ja auch zu verstehen.

Elisa hatte einen Schlauch in der Nase, an der Brust waren die Drähte für den Überwachungsmonitor befestigt, und sie krampfte und erbrach ständig.

Sie war zwar wunderschön anzusehen, denn in ihrem Aussehen unterschied sie sich nicht von einem gesunden Baby, aber es getraute sich niemand sie aus ihrem Bettchen zu heben.

Freilich, ich war ja auch nicht wirklich begeistert mein krankes

Kind jemandem in den Arm zu legen, ich hatte ja immer das Gefühl, dass nur ich wusste, wie sie gehoben und getragen werden wollte. Aber als sie noch ganz klein war, gab es noch Momente, wo der Opa, der Patenonkel oder meine Schwester Elisa von mir in den Arm gelegt bekamen. Je größer Elisa jedoch wurde umso schwerer taten sich alle damit und die Körperkontakte zu meinem Kind von Seiten der übrigen Verwandtschaft hörten auf.

Keine Berührungsängste hatten und haben Elisas Geschwister. Jenny und Sothea hatten diese Berührungsängste nie, sie wissen nur, dass sie bei Elisa ein bisschen vorsichtiger sein müssen, wenn sie sie umarmen oder küssen.

Es gab außer meinem Mann und mir eigentlich unter den Erwachsenen nur eine Person, die keine Angst davor hatte mit Elisa zu kuscheln und sie im Arm zu halten. Das war meine Mutter. Elisas Oma liebte Elisa genau so, wie ihre anderen Enkelkinder.

Obwohl meine Mutter über die Erkrankung unseres Kindes unsagbar traurig war, war sie da für uns und konnte relativ bald Elisa so akzeptieren, wie sie war und diese unsere besondere Situation einfach annehmen. Sie hatte keine Angst davor Elisa auf den Arm zu nehmen und Elisa spürte die Zuneigung ihrer Großmutter auch körperlich.

Will man mit Elisa kommunizieren, so geht das nicht über Sprache sondern über Gefühle, über Berührung. Ich möchte keinem einen Vorwurf machen, und ich weiß, wie schwer es für viele Menschen ist, mit Behinderung und Krankheit umzugehen, aber es ist einfach so, dass außer mir, meinem Mann, unseren beiden anderen Kindern und meiner Mutter keiner der übrigen Familienangehörigen eine wirkliche Beziehung zu meiner Tochter aufbauen konnte.

Manchmal wird Elisa sogar übersehen.

Es kann zum Beispiel vorkommen, dass der Opa zu Besuch kommt und nach einer Stunde wieder geht, ohne seiner Enkelin auch nur einen Blick geschenkt zu haben. Er tut das nicht böswillig, das weiß ich. Mein Vater ist ein guter Mensch und

ein liebevoller Opa für seine übrigen Enkelkinder. Aber wenn Elisa so still in ihrem Bettchen, im an die Küche angrenzenden Kinderzimmer liegt, kann es schon vorkommen, dass sie einfach vergessen oder übersehen wird.
Auch den Eltern meines Mannes und seinen Geschwistern geht es so. Sie lieben Elisa, aber sie kennen sie nicht. Sie haben keine Beziehung zu ihrem Enkelkind oder ihrer Nichte.
Vor allem bei Elisas Großeltern, meine Mutter wieder ausgenommen, merke ich immer wieder, dass sie bis heute nicht mit der Situation, dass unser Kind so schwer behindert ist, zurechtkommen. Sie können Elisa einfach nicht so akzeptieren wie sie ist. Selbst jetzt, wo Elisa bereits sechs Jahre alt ist und sie sich, wie ich glaube, auch die meiste Zeit sehr wohl fühlt, können die Großeltern ihr Leben einfach nicht so annehmen, wie es nun mal ist. Noch immer stellen sie die Frage nach dem Warum und sehen immer nur das, was Elisa alles nicht kann. Dass Elisa jedoch einiges sehr wohl kann, was viel wichtiger ist, dass Elisa vor allem vieles wahrnimmt und auf vieles auch mit einem zarten Lächelns reagiert, dass wissen sie nicht, denn sie kennen meine Tochter nicht.
Meine Geschwister haben zwar ein bisschen mehr Beziehung zu Elisa aufbauen können, vor allem meine Schwester, die auch ab und zu einmal einspringt und auf Elisa für ein paar Stunden aufpassen kann, wenn mein Mann und ich einmal wirklich nicht zu Hause sind, aber diese Nähe, diese emotionale Bindung, die sie zu meinen beiden anderen Kindern haben, haben sie zu Elisa nicht.
Bei meiner Mutter, Elisas Oma, war das anders. Sie kannte Elisa und liebte sie, genauso wie ihre anderen Enkelkinder. Sie konnte mit Elisa auf der Gefühlsebene kommunizieren und Elisa hat sie dafür geliebt, das konnte man spüren.
Meine Mutter starb viel zu früh im Sommer 2008. Elisa war zu dieser Zeit gerade erst einmal fünf Jahre alt. Mit ihrem Tod habe ich meine geliebte Mutter, meine Kinder ihre geliebte Oma und Elisa ihre einzige, wirkliche Bezugsperson außer meinem Mann, ihren beiden Schwestern und mich, verloren.

Die Sache mit dem Pflegegeld

Wenn man ein behindertes Kind hat, gibt es den Anspruch auf finanzielle Unterstützung bei der Anschaffung von Hilfsmitteln und den Anspruch auf Pflegegeld, je nach Schweregrad der Behinderung des Kindes und Höhe des Pflegeaufwandes.
Wir erlebten da ganz besondere Geschichten:
Als Elisa ungefähr ein Jahr alt war, machte uns unser Arzt darauf aufmerksam, dass wir doch die Möglichkeit und vor allem das Recht dazu hätten, für Elisa Pflegegeld zu beantragen.
Er meinte, Elisa sei so schwer behindert, dass das einfach überhaupt kein Problem sein dürfe.
Also stellte ich bei der zuständigen Behörde den Antrag.
Es dauerte einige Wochen, bis ich einen Brief bekam, in dem ich aufgefordert wurde, mit Elisa zu einer Ärztin nach Graz zu fahren, wo mein Kind untersucht werden sollte und danach festgestellt werden würde, ob wirklich ein erhöhter Pflegebedarf für mein Kind bestünde.
Obwohl bei der Behörde sämtliche ärztliche Befunde vom Krankenhaus über den Gesundheitszustand meiner Tochter und ihrer schweren Erkrankung vorlagen, sollte meine Tochter trotzdem in Graz begutachtet werden.
Elisa war damals nicht ganz ein Jahr alt. Sie war sehr instabil, hatte noch ihre täglichen großen Krampfanfälle, erbrach mehrmals täglich und reagierte auf jede stärkere Berührung mit Krämpfen. Diesem schwerkranken Kind sollte ich nun eine Autofahrt von insgesamt zweieinhalb Stunden zumuten, wo doch aus den Unterlagen genau ersichtlich war, wie es um Elisas Gesundheit stand.
Nein, das konnte und wollte ich ihr und mir nicht antun. Ich rief also bei der Ärztin, die dieses Gutachten stellen sollte, an

und bat sie, ob es nicht möglich wäre, dass sie vielleicht einen Hausbesuch machen könnte, da für meine Tochter diese Fahrt zu ihr einfach nicht zumutbar sei. Sie sagte mir, dass das nicht möglich sei und ich mit Elisa schon kommen müsste.

Nein, Elisa war in einem so schlechten Zustand, dass das einfach nicht möglich war.

Wir führten ein längeres Telefonat und ich erklärte schließlich, dass ich auf das Pflegegeld unter diesen Umständen verzichten würde, denn ich würde meiner Tochter diese Fahrt sicher nicht antun.

Daraufhin wurde die Ärztin sehr freundlich und meinte, sie könne anhand der vorliegenden Befunde für eine Pflegestufe 2 bei der zuständigen Behörde eintreten, aber mehr könne sie da nicht tun.

Für mich war das damals schon in Ordnung. Ich freute mich, dass wir überhaupt eine finanzielle Unterstützung bekommen sollten und war damit zufrieden.

Wir bekamen nach einigen Monaten endlich den Bescheid von der Behörde, dass für Elisa ein Pflegegeld der Stufe zwei bezahlt werden würde.

Man muss nun wissen, dass es in Österreich sieben Pflegestufen gibt, wobei die siebente Stufe jene ist, bei der der höchste Pflegeaufwand besteht.

Nun gut, ich war zufrieden und dachte nicht mehr darüber nach.

Als Elisa drei Jahre alt wurde und wir wieder einmal zu einer Untersuchung bei unserem Arzt im Krankenhaus waren, kamen wir durch Zufall auf das Pflegegeld zu sprechen. Als ich dem Arzt dann erzählte, dass wir für Elisa Pflegegeld der Stufe 2 bekämen, fiel er fast vom Sessel, und auch die anderen Ärzte auf der Station konnten das kaum glauben. Der Arzt empfand das als eine unglaubliche Ungerechtigkeit und meinte, ich solle mir das doch nicht gefallen lassen. Viele der Kinder, die er behandle, seien nicht annähernd so schwer behindert wie Elisa, bekämen aber Pflegegeld der Stufe 4 oder sogar 5. Ich sollte doch so schnell wie möglich einen Erhöhungsantrag

stellen. Auch die anderen Ärzte zeigten sich völlig überrascht, und meinten, es könne sich nur um einen Irrtum handeln.
Ich stellte also wieder einen neuen Antrag um Erhöhung des Pflegegeldes und bekam nach einigen Monaten (die Behörden arbeiten sehr langsam) wieder eine Einladung, mit meiner Tochter nach Graz zu fahren, um bei einer Ärztin ein Gutachten erstellen zu lassen.
Elisa war mittlerweile etwas stabiler und ihre Krampfanfälle kamen zwar täglich, waren jedoch erträglicher geworden. Auch mit dem Erbrechen kamen wir immer besser zurecht. Also beschlossen wir, zu dieser Ärztin zu fahren, wie es uns von der Behörde (zuständige Behörde ist eine Fachabteilung der steiermärkischen Landesregierung) vorgeschrieben wurde.
Wir fuhren also mit Elisa im Auto über eine Stunde, mehr schlecht als recht, nach Graz und erschienen zum Termin bei der vorgeschriebenen Ärztin. Als die Ärztin Elisa sah, meinte sie, dass es doch wirklich eine Frechheit wäre, dass man mit einem so schwer kranken Kind auch noch zu einer Untersuchung fahren müsse. Sie sah Elisa an, beobachtete sie kurz und meinte dann, dass eine noch schwerere körperliche und geistige Beeinträchtigung, wie die unserer Tochter, ja kaum noch möglich wäre. Sie füllte mit mir einen Fragebogen aus, in dem der Pflegeaufwand für meine Tochter eingetragen werden sollte. Ich kam sehr unvorbereitet zu diesem Arzttermin und wusste deshalb auch nicht, dass hier jede Minute, die ich für die Pflege meiner Tochter aufwendete, zählen würde.
Die Ärztin meinte, für sie wäre der Fall klar. Ihrer Meinung nach müsste Elisa in die siebente und höchste Pflegestufe eingestuft werden. Sie sagte aber, dass beim Land gerade bei Kindern sehr vieles, was die Pflege betrifft, nicht angerechnet wird, und so wahrscheinlich nur eine Stufe vier oder fünf bewilligt werden würde. Sie würde aber in ihr Gutachten die Stufe sieben bei der Behörde vorschlagen.
Es dauerte wieder einige Monate, bis wir endlich den Bescheid vom Land Steiermark bekamen. Was darin zu lesen war, schockierte mich nun wirklich.

Eine Erhöhung der Pflegestufe wurde abgelehnt. Der tatsächliche Pflegeaufwand für unsere Tochter würde den der Stufe 2 nicht übersteigen.
Ich war wütend. Ich wusste von Kindern im gleichen Alter, die höhere Pflegestufen zuerkannt bekamen, obwohl sie sprechen und laufen konnten. Kinder, die zwar auch behindert waren und denen diese höhere Stufe auch bestimmt zustand, aber Kinder, deren Gesundheitszustand wirklich nicht einmal annähernd mit dem unserer Tochter zu vergleichen war.
Natürlich rief ich bei der Behörde an, sprach mit zuständigen Beamten. Alles, was ich zu hören bekam, war, dass das Gesetz eben so wäre und wenn ich damit nicht einverstanden sei, könne ich bei Gericht eine Klage gegen das Land einreichen. Man muss dazu sagen, dass ich bis zu der Zeit noch nie etwas mit dem Gericht zu tun hatte und eine Klage gegen das Land Steiermark für einen normalen Erdenbürger ziemlich heavy klingt.
Zur gleichen Zeit hatte eine mir sehr gut bekannte Familie, die ein schwerst mehrfach behindertes Mädchen im gleichen Alter wie unsere Elisa hatte, ebenfalls um Erhöhung des Pflegegeldes für ihre Tochter Franziska angesucht. Auch ihr Antrag wurde mit der gleichen Begründung abgelehnt.
Ich habe die Mutter von Franziska im Krankenhaus kennen gelernt. Franziska wurde zwei Wochen nach Elisa geboren und war ebenfalls, wie unsere Tochter, nach der Geburt monatelang im Krankenhaus. Franziska litt unter einer seltenen Erkrankung und war sowohl geistig, als auch körperlich, schwerstbehindert. Sie konnte nicht sprechen, sich nicht bewegen, hatte epileptische Anfälle. Sie konnte nicht schlucken, musste ständig abgesaugt werden und hatte noch dazu immer wieder Probleme mit der Atmung.
Diese Familie hatte also den gleichen Bescheid mit der Ablehnung der Pflegegelderhöhung in Händen. Pflegestufe 2 sah das Land für unsere Kinder als geeignet vor.
Wir beschlossen, uns gemeinsam gegen diese Ungerechtigkeit von Seiten der Behörden zu wehren. Wir reichten beide eine

Klage gegen das Land Steiermark bei Gericht ein.

Wir nahmen uns beide keinen Anwalt sondern beschlossen uns selbst bei Gericht zu vertreten.

Vom Gericht wurde wieder ein Gutachter bestellt, der den Pflegebedarf für unsere Kinder ermitteln sollte.

Für uns war nun wichtig, dass die Öffentlichkeit von diesem Missstand erfuhr.

Wir kontaktierten eine Journalistin einer großen österreichischen Tageszeitung und erzählten ihr unsere Geschichte. Die Journalistin war entsetzt über dieses unsoziale Handeln von Seiten der Behörde und der Politik und nahm sich unserer Fälle wirklich sehr engagiert an. Sie schrieb mehrere Artikel über uns, und so wurde die Öffentlichkeit schließlich auf uns aufmerksam. Die Menschen reagierten entsetzt und bestürzt. Ich wurde in unserem Ort darauf angesprochen. Die meisten Leute waren davon ausgegangen, dass man mit einem Kind wie unserer Elisa ohnehin eine hohe Pflegestufe hätte. Dass wir nun um unser Recht auch noch vor Gericht kämpfen mussten, das konnten viele gar nicht glauben.

Es dauerte nicht lange und auch das Fernsehen meldete sich bei uns. Es wurde ein Beitrag über unsere Elisa und über Franziska im österreichischen Fernsehen gezeigt, der die Öffentlichkeit und auch die Politik aufrütteln sollte und der auch wirklich auf diese Ungleichbehandlung von Seiten der Behörden aufmerksam machte.

Schließlich kam der Tag der Anhörung vor Gericht. Franziskas Verhandlung wurde am gleichen Tag wie unsere festgesetzt. Franziskas Eltern und ich beschlossen gemeinsam zum Gericht zu fahren und die Kinder auch mitzunehmen. Der Richter sollte nur sehen, worüber hier verhandelt werden sollte.

Elisa und ich durften mit den Eltern von Franziska im Auto mitfahren. Während der Fahrt hörten wir aus dem Autoradio, wie darüber berichtet wurde, dass heute über unsere beiden Kinder verhandelt werden würde. Die Medien waren sehr interessiert, das war ganz toll. Ich war sehr nervös.

Es war meine erste Anhörung, und ich hatte keine Ahnung, was mich da erwartete.
Als wir im Landesgericht ankamen, warteten schon unsere Frühförderer auf uns, um uns persönlichen Beistand zu leisten und uns Mut zu machen. Es war eine öffentliche Anhörung und so durften sie auch mit in den Verhandlungssaal.
Schließlich wurde ich aufgerufen. Ich ging also mit Elisa in den Gerichtssaal. Elisa lag im Rehabuggy und ich schob sie mitten in den Raum, so dass alle Anwesenden sie auch gut sehen konnten. Ich muss dazusagen, dass ich meine Tochter nicht gerne als Schauobjekt vorführe, aber in diesem Fall musste es einfach sein, denn wir kämpften für eine Sache, die nicht nur für uns, sondern auch für alle anderen betroffenen Kinder von großer Bedeutung war.
Ich setzte mich auf den mir zugewiesenen Platz und konnte an den Gesichtern der Laienrichter bereits tiefe Betroffenheit ausmachen.
Die Anhörung begann. Der Richter wirkte sehr nett und nicht überheblich. Auch der Arzt, der das vom Gericht bestellte Gutachten über Elisa verfasst hatte, war anwesend. Meine Frühförderer saßen im Publikum. Auch jemand vom Rundfunk oder von der Presse war im Publikum. Ich hatte mich zu Hause darauf vorbereitet, was ich sagen würde, wenn ich die Möglichkeit dazu bekommen sollte, und ich bekam sie.
Ich wurde vom Richter über den Pflegeaufwand meiner Tochter befragt und der ärztliche Gutachter bestätigte alle meine Angaben.
Ich möchte jetzt nicht näher auf die Verhandlung eingehen, wichtig ist mir zu erwähnen, dass ich wirklich angehört wurde und auch der Gutachter alles, was ich sagte, bestätigte.
Elisa war unruhig während der Anhörung und wurde von meiner Frühförderin aus dem Saal gebracht.
Nach der Verhandlung hatte ich ein gutes Gefühl.
Auch bei Franziskas Anhörung lief alles gut und so fuhren wir wieder nach Hause und waren froh, diesen Tag hinter uns gebracht zu haben.

Es dauerte nun noch einige Wochen, aber dann kam endlich der lang erwartete Brief vom Gericht. Wir hatten gewonnen und zu unserer aller Freunde stand im Urteil zu lesen, dass wir nun für unsere Töchter die höchste Pflegestufe zugesprochen bekamen. Auch für Franziska wurde gleich entschieden. Es war ein Sieg. Ein Sieg der Gerechtigkeit. Und dieser Sieg sollte auch Auswirkungen auf viele andere Familien mit behinderten Kindern haben und schließlich sogar zu einer Gesetzesänderung im Pflegegesetz für Kinder führen.
Für mich war das eine sehr schwere Zeit. Ich hatte oft das Gefühl keine Kraft mehr zu haben.
Alle meine Gedanken drehten sich um Gesetze und deren Auslegungen. Ständig telefonierte ich mit irgendwelchen Menschen und fragte mich dann zwischendurch immer wieder, ob das alles einen Sinn hätte. Es waren Monate, in denen ich manchmal nicht mehr wusste, wo mir der Kopf stand.
Ich war ja keine Anwältin. Ich war eine halbtags berufstätige Mutter von drei Kindern, wobei eines noch dazu schwerst mehrfach behindert war.

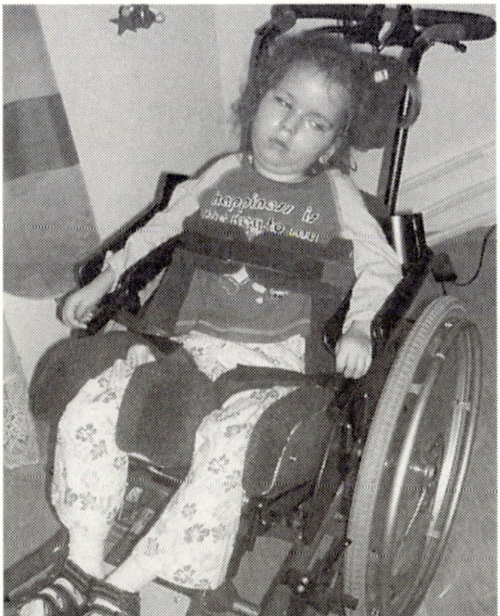

Es muss sich etwas ändern in meinem Kopf

Ich kam mir vor wie Gilbert Grape im gleichnamigen Film von Lasse Hallström. Gilbert ist im Film der älteste Sohn einer Familie und für seine übergewichtige Mutter, seine Schwestern und für seinen geistig behinderten Bruder verantwortlich.

Hier gibt es ein schönes Zitat aus einem Interview mit Johnny Depp, der den Gilbert im Film verkörpert: „Mir kommt es vor, als habe Gilbert sich irgendwann innerlich sterben lassen. Diese Art von Loyalität mag zunächst aus reiner Liebe entstehen, aber sie kann sich gegen einen richten, wenn Liebe und Hingabe sich in Widerwillen und Schuld und Selbstverlust wandeln. Das ist das Schlimmste, was einem passieren kann – weil man dann andere für das hasst, was man sich selbst angetan hat." (Alexandra Seitz: Johnny Depp. Ein Porträt. Bertz+Fischer GbR. Berlin 2006/07, S.50)

Dieser Selbstverlust war es, genau das war es, was mich völlig fertig zu machen schien.

Elisa war nun schon fünfeinhalb Jahre alt und es ging ihr für ihre Verhältnisse eigentlich recht gut. Sie war stabil und auch die Krämpfe hielten sich in Grenzen.

Eigentlich waren wir beinahe eine ganz normale Familie. Mein Mann und ich waren berufstätig, ich natürlich nur für drei Vormittage in der Woche, unser Haus war nun auch rundherum fast fertig, Jenny ging in die Schule und Sothea besuchte den Kindergarten.

Wir waren ständig zu Hause, da wir mit Elisa nicht wirklich viel unternehmen konnten und es gab auch nur selten jemanden, der die Pflege für unsere Tochter einmal für ein paar Stunden übernehmen konnte. Wir hatten einige Freunde, die oft zu uns auf Besuch kamen, denn für uns war es ja nur schwer zu bewerkstelligen unsere Freunde zu besuchen.

Herbert hatte sein wöchentliches Treffen mit seinen Kumpels und ich war eigentlich immer zu Hause bei den Kindern.

Es war das Jahr, in dem ich meinen 40sten Geburtstag feiern sollte. Wahrscheinlich lag es auch ein bisschen an diesem unangenehmen Alter, dass ich anfing, über mein bisheriges Leben zu grübeln. Ich dachte darüber nach, warum wohl so vieles so gelaufen war und was ich wohl gemacht hätte, wenn vieles eben nicht so gelaufen wäre.

Oft war ich sehr unzufrieden, ja fast sogar zornig darüber, dass das alles so hatte kommen müssen.

Ich hatte das Gefühl, dass mir alles zuviel wurde. Ich dachte manchmal es einfach nicht mehr zu schaffen und hatte oft den Wunsch, alles liegen und stehen zu lassen und einfach abzuhauen, ganz weit weg.

Natürlich hätte ich das niemals getan, dafür liebe ich meine Kinder, meine Familie viel zu sehr.

Ich war aber sehr belastet mit allem, was ich täglich zu bewältigen hatte und war auch häufig sehr gereizt und ungeduldig.

Auch die Beziehung zu meinem Mann hatte im Laufe der Jahre ihre Risse bekommen. Alles, was mich zu Beginn unserer Beziehung an ihm so angezogen hatte, verflüchtigte sich immer mehr im Laufe der Zeit. Der Alltag und unsere ständigen Probleme mit den Kindern ließen uns keine Zeit für das Leben, das wir früher so gern gelebt hätten.

Immer mehr gelangte ich zur Erkenntnis, dass wir doch sehr verschieden waren, eigentlich kaum etwas gemein hatten, außer halt unser Leben.

Schon zu Beginn unserer Beziehung konnten wir nur sehr schwer miteinander reden. Es war mir schon damals nicht wirklich möglich meine tiefsten Gedanken mit ihm auszutauschen und ich hatte auch damals nie das Gefühl von ihm wirklich verstanden zu werden in allem, was mich zutiefst bewegte. Allerdings war damals die Anziehungskraft zwischen uns und

die Verliebtheit ineinander so stark, dass sie alles andere überstrahlte und auch ausreichte.
In den Jahren danach gab es wegen unserer, mit Problemen behafteten, Familiensituation kaum noch Zeit darüber nachzudenken. Wir mussten beide funktionieren, und das taten wir auch beide. Auch wenn ich nie das Gefühl hatte, dass Herbert mich wirklich stützen konnte, dass ich mich bei ihm anlehnen konnte, so war er doch immer da und ich wusste, ich konnte mich auf ihn verlassen.
Nun, nach beinahe 13 Jahren unseres Zusammenlebens, begann ich plötzlich über alles nachzudenken und es kam immer mehr dieses Gefühl in mir auf, dass mir das alles eigentlich nicht reichen konnte. Ich wurde ständig unzufriedener mit dieser Beziehung, vor allem aber mit diesem meinem Leben.
Ich hatte auch plötzlich dieses extrem starke Gefühl in mir, doch endlich auch einmal ich selbst für mich sein zu wollen. Ich ließ meine letzten Jahre Revue passieren und dachte darüber nach, wann ich zuletzt ein gutes Buch gelesen hatte. Freilich, Bücher hatte ich auch in den letzten Jahren gelesen, aber es waren meist Sachbücher, bei denen es sich entweder um Behinderung oder Adoption handelte. Wann hatte ich ein Buch gelesen, einfach weil mir das Thema gefiel oder die Geschichte? Wann hatte ich mir zuletzt wirklich gute Musik in Ruhe angehört? Wann hatte ich das letzte Mal „Seasons Of Wither" von Aerosmith oder die guten alten Stones in den CD Player geschoben? Bei dem ständigen Trubel bei uns zu Hause war das kaum möglich. Alles, was ich hörte, waren entweder die Märchen CDs meiner Jüngsten oder das ständige Üben am Klavier meiner Ältesten.
Ich fragte mich, wann ich in den letzten Jahren bei einem Konzert oder einer anderen kulturellen Veranstaltung war? Wann war ich zuletzt im Kino oder hatte mir zu Hause einen wirklich guten Film angesehen? Also Kino war sowieso selten drin, da wir ja immer eine Betreuung für Elisa hätten organisieren müssen und das war recht schwierig. Freilich, Filme konnte ich mir auch zu Hause ansehen, doch meist war ich

gung, etwas, das ich zu Hause machen konnte, das mich aber trotzdem in andere Sphären brachte und meine Gedanken auf Reisen schickte.

Ich wurde schließlich zum richtigen Depp Kenner, zum Insider, zum Filmfreak. Ich besorgte mir sämtliche Biographien über diesen Schauspieler, las alles über seine Filme, seine Regisseure und deren Filme, und schaffte mir im Laufe einiger Zeit auch wirklich eine ganz ordentliche Sammlung von Deppschem Filmschaffen an.

Es tat mir gut. Endlich waren da nicht immer nur Pflicht und Sorge. Ich tat mir endlich auch selbst etwas Gutes, und ich nahm mir die Zeit dafür.

Ich sah mir Filme an, wie „Dead Man", diesen philosophischen und poetischen, langsam dahintreibenden und doch so berührenden Psychodelic-Western von Jim Jarmusch und war ebenso verliebt in Johnny Depps Gesicht, wie es die Kamera von Robby Müller zu sein scheint, die ihm folgt auf dieser so traumhaften Seelenreise des sterbenden William Blake. Ich konnte versinken in Depps Augen, die einen mitreißen und hineinziehen in diese so tragisch endende Traumreise.

Es waren Filme wie dieser, die mich aus meinem Alltag herausholen konnten. So war es mir möglich aus meiner so festgefahrenen und oft so aufreibenden Welt auszusteigen und einzutauchen in eine imaginäre und doch mich so völlig zu verschlingen scheinende Traumwelt, in die ich nun immer öfter entfliehen konnte.

Es gab Tage, an denen ich wirklich das Gefühl hatte beinahe den Verstand zu verlieren.

Tage, an denen es schien, als würden hunderte Arme nach mir greifen und an mir zerren.

Tage, die so voll waren mit Aufgaben, Dingen, die zu erledigen waren, Dingen, die unbedingt getan werden mussten, dass mir fast der Kopf zu explodieren drohte.

Auch der ständige Lärmpegel, dem ich ausgesetzt war, und auf den ich im Laufe der Zeit auch immer empfindlicher reagierte, war oft kaum noch für mich auszuhalten.

In der Arbeit hatte ich ständig Kunden in meinen Beratungen. Mein Terminkalender war so zum Bersten voll, dass sich die Klienten förmlich gegenseitig die Türklinke in die Hand gaben.
Ich hatte im Büro keine Zeit zu verschnaufen. Und zu Hause erst recht nicht. Immer und überall wollte jemand etwas von mir.
Ich hatte das Gefühl, dass der Tag zwar 24 Stunden hatte, aber auch nicht eine einzige Minute davon wirklich für mich reserviert war.
Ständig hörte ich das Streiten der Kinder, Jenny war mittlerweile neun und Sothea fünf Jahre alt und da war es natürlich ganz normal, dass die beiden manchmal miteinander stritten, aber mir ging es irrsinnig an die Substanz.
Es war nicht nur dieses ständige Kinderstreiten, das ich zu Hause hörte, da war noch das andauernde Jammern und Husten meiner Elisa, das mir keine Ruhe zu gönnen schien und ihr immer wiederkehrendes Schreien, wofür ich meist keine Ursachen finden konnte. Selbst wenn ich wusste, warum Elisa schrie, konnte ich ihr doch kaum helfen. Ich konnte eigentlich nur an ihrem Bett stehen und hoffen, dass sie sich bald wieder beruhigen würde. Freilich, wenn das Schreien gar zu arg wurde, konnte ich mir und Elisa mittlerweile mit Beruhigungstropfen, die mir der Arzt für Elisa verschrieben hatte, helfen, aber ich wollte sie damit ja nicht ständig ruhig stellen.
Egal ob bei Tag oder bei Nacht, ständig hatte ich das Gefühl, dass mich das Schreien und Husten meines Kindes begleitete. Sogar das Klavierspiel meiner ältesten Tochter, auf das ich so stolz bin, begann mich aufzureiben.
Ich glaube, das, was ich mir in dieser Zeit am meisten wünschte, war einfach ein bisschen Ruhe und endlich Zeit für mich zu haben.
Ein Ventil, das mir dabei half, nicht wirklich wie ein Kelomat hochzugehen, fand ich schließlich im Schreiben.
Es grenzt fast an ein Wunder, dass es mir überhaupt möglich war, dieses Buch zu schreiben. Um genau zu sein, weiß ich

selbst nicht mehr, wann ich mir die Zeit dafür stehlen konnte. Es war doch ständig so: Hatte ich mal Zeit und setzte mich an den Computer, dann wollten die literarischen Ergüsse sich einfach nicht einstellen und dann, wenn es anfing aus mir herauszusprudeln, hatte sich bestimmt meine jüngste Tochter gerade einen Holzschiefer eingezogen, den ich unter ihrem lauten Geschrei herausoperieren musste, oder meine älteste Tochter hatte gerade dringende Bedürfnisse, die nur ich zu stillen vermochte.

Ganz zu schweigen davon, dass natürlich auch Elisa die besondere, ihr unbewusste, Gabe hatte, genau dann zu husten und beinahe zu ersticken, wenn ich ein paar Sätze zu Papier gebracht hatte.

Wenn ich schrieb, dann war ich meist eingelullt von Geräuschen, die mich umgaben und die manchmal drohten meinen Kopf zum Explodieren zu bringen. Doch das Schreiben half mir, mich von den täglichen Lasten zu befreien. Es half, alles das, was sonst nicht raus konnte, zumindest niederzuschreiben und so hatte ich einen Weg gefunden einiges loszuwerden.

Ich war einfach ständig von irgendwelchen Geräuschen umgeben, die mich nervten und nur selten waren welche dabei, die mich beruhigten und mich entspannen ließen. Ja sogar das laute Lachen meiner Kinder machte mich an schlimmen Tagen schon unruhig.

Nachdem dieser Hebel, den ich zuvor erwähnte, in meinem Gehirn endlich umgelegt war, war mir auch klar, dass ich mir diese Freiräume, diese Oasen der Stille, die doch jeder Mensch braucht, einfach nehmen musste, um den ganz normalen täglichen Wahnsinn durchstehen und ihm auch manchmal entrinnen zu können.

Mit Filmen wie „Dead Man“ war es mir möglich einzutauchen und zwei Stunden lang nichts anderes an mich heranzulassen.

Es war natürlich nicht leicht, Zeit für diese Flucht zu finden, aber ich schaffte es nun immer öfter, wenn auch manchmal unter dem Protest meiner Kinder und meines Mannes.

Oft war es abends, wenn die Kinder schon schliefen, Elisa einen nicht allzu schlechten Tag hatte, und mein Mann nicht zu Hause war, dass ich mir einen Film in den DVD Recorder schob und ich endlich wieder eintauchen, und träumen konnte.
Dann sah ich mir Johnny Depp in „The Libertine" an und konnte mich selbst wieder spüren.
Es waren einerseits diese, mich so bewegenden, Geschichten voller Poesie und Sensibilität, die mich völlig in ihren Bann zogen und andererseits natürlich dieser so charismatische Schauspieler Depp, der mich ständig zu hypnotisieren schien und mich so faszinierte.
Johnny Depp spielt meist Figuren, die einen Konflikt auszukämpfen scheinen zwischen Schein und Sein, zwischen Sehnsucht und Wirklichkeit. Figuren, die ausbrechen wollen aus einem ihnen vorbestimmten, von der Gesellschaft akzeptierten Leben. Diese Geschichten konnten mich in meinem Innersten berühren.
Freilich, für viele mag dies ja äußerst sonderbar erscheinen, manche mögen es auch als sehr spätpubertären Fankult abtun, aber für mich war und ist es etwas Existentielles.
Johnny Depp und seine Filme wurden einfach zu meiner tiefen Leidenschaft, die mich bis heute nicht mehr loslässt. Aber ich denke, es hätte mir Schlimmeres passieren können, als mich von einem grandiosen Schauspieler und nicht weniger genialen Regisseuren durch deren Kunst verzaubern zu lassen und so aus meiner, oft doch sehr schwierigen und zermürbenden, Realität zu entfliehen.
Ich bekam auch mehr Einblicke in die gesamte Filmindustrie, hörte plötzlich Namen von Regisseuren, die mir zuvor völlig unbekannt waren.
Ich lernte sehr viel, mein Horizont konnte sich erweitern, sowohl auf der Gefühlsebene, als auch auf der Bildungsebene.
Ich hatte nun ein Hobby, das mich wirklich ausfüllte und dem ich, neben Beruf und Familie, auch in den eigenen vier Wänden nachgehen konnte.

Der Ehrlichkeit halber muss ich gestehen, dass Johnny Depp selbst als Person natürlich eine unglaubliche Anziehungskraft auf mich ausübte.
Jene, die nun fürchten, ich würde auf den nächsten Seiten ausschließlich damit fortfahren, Johnny Depp zu beweihräuchern, kann ich beruhigen. Ich hatte ja auch noch ein reales Leben und das stand ja nicht still. Jene allerdings, die meine Leidenschaft teilen oder die ich mit meinen Gedanken vielleicht sogar ein bisschen anstecken konnte, denen sei gesagt, dass ich mich dieser Leidenschaft zu Johnny Depp und seinen Filmen in einem anderen Buch, und dann ausschließlich ihr, widme.

Ich habe ein Recht auf ein eigenes Leben

In den letzten Jahren hatte ich ständig das Gefühl, mich für alles und jedes rechtfertigen zu müssen.
Als Elisa mit ihrer schweren Erkrankung geboren wurde, war es für mich natürlich klar, dass ich die ersten Monate nach ihrer Geburt zu Hause bleiben würde. Wie hätte es auch anders gehen können? Nach ungefähr eineinhalb Jahren hatten wir die Situation jedoch soweit unter Kontrolle, dass ich mich dazu entschloss, wieder arbeiten zu gehen. Ich konnte natürlich nicht mehr so viel arbeiten wie zuvor, aber ich richtete es mir so ein, dass ich zumindest an drei Vormittagen in der Woche zur Arbeit gehen konnte.
Es war alles eine Frage der Organisation, aber darin war ich ja nun wirklich schon ein Profi. Als die Kinder noch kleiner waren, hatte ich meine Mutter, die an diesen drei Vormittagen da war und auf sie aufpasste. Später dann waren Jenny und Sothea vormittags ohnehin im Kindergarten und in der Schule und für Elisa konnte ich eine Krankenschwester organisieren, die sie in der Zeit meiner Abwesenheit wirklich sehr gut versorgte.
Viele Menschen konnten nicht verstehen, warum ich bei drei Kindern, von denen eines noch dazu behindert ist, auch noch arbeiten gehen wollte. Ich musste mich ständig rechtfertigen dafür, dass ich doch eigentlich nur das tat, was doch jedem Menschen zusteht. Ich wollte einfach berufstätig sein. Ich hatte doch nicht so viele Jahre lang studiert, um danach ausschließlich als Hausfrau und Mutter zu existieren. Ich wollte auch für mich noch ein gewisses Maß an Selbständigkeit und Unabhängigkeit erhalten und mich nicht in die totale Abhängigkeit meines Mannes begeben. Außerdem war die Arbeit auch die

einzige Möglichkeit für mich, zumindest noch ein wenig am gesellschaftlichen, außerhäuslichen Leben teilzunehmen und mit Menschen zusammenzutreffen und Gespräche zu führen, die über das Thema Familie, Haushalt und Kinder hinausgingen.

Auch die Adoption unserer dritten Tochter stieß bei vielen auf totales Unverständnis.

Viele konnten einfach nicht verstehen, was unsere Beweggründe waren und wie positiv doch für alle Beteiligten sich diese Adoption auswirkte. Die meisten Menschen konnten einfach nicht verstehen, wie wir uns, wo wir doch ohnehin schon ein behindertes Kind hatten, auch noch eine Adoption „antun" konnten, und noch dazu von einem ausländischen und farbigen Kind.

Bei allem, was ich tat, hatte ich ständig das Gefühl mich rechtfertigen zu müssen, bis ich schließlich zur weisen Erkenntnis kam, dass ich es doch gar nicht nötig hatte mich vor irgendjemandem zu rechtfertigen. Es war nicht einfach die nötige Selbstsicherheit zu erlangen um auch nach außen so auftreten zu können und gewisse Äußerungen von anderen Menschen nicht mehr an mich heran zu lassen.

Im Laufe der letzten Jahre wurde mir immer mehr bewusst, dass man aus der Sicht der Allgemeinheit als Mutter eines behinderten Kindes völlig auf eben diese Rolle reduziert wird. Auf diese Rolle, der sich selbst aufopfernden und ihr gesamtes Handeln und Tun nur noch für die Familie ausrichtenden Frau, die dabei auch noch recht glücklich und zufrieden sein sollte.

Es gibt sie vielleicht auch, diese Übermütter, die ihr ganzes Glück wirklich darin finden, ihr gesamtes Leben auf die Bedürfnisse, und ausschließlich auf diese, der Familie auszurichten.

Ich gehöre nicht zu diesen Müttern, die aus lauter Fürsorge und Liebe sich selbst aufgeben und ihre eigenen Sehnsüchte dabei verkümmern lassen.

Natürlich war und ist auch für mich das Wohlergehen meiner Kinder immer das Wichtigste. Ich liebe meine Kinder über

alles, sie sind das Kostbarste in meinem Leben und ihr Glück bedeutet auch mein Glück. Aber ich bin auch eine Frau mit Gefühlen, mit Sehnsüchten, mit einem wachen Geist, einem Geist, der ständig gefordert werden will und der offen ist für die vielen anderen Dinge, die das Leben zu bieten hat. Außerdem bin ich auch Vorbild für meine Töchter und möchte, dass sie einmal selbständige, selbst denkende und sich ihrer eigenen Individualität und Einmaligkeit bewusste Frauen werden.
Ich komme mir manchmal vor wie ein Vogel im Käfig, der ab und zu die Gelegenheit hat durch eine offene Tür in die Freiheit zu fliegen, der aber selbst freiwillig immer wieder zurückkommt und sich in seinen Käfig setzt, in dem er doch zu Hause ist.
Diese offene Tür im Käfig schuf ich mir in den letzten Monaten und ließ sie auch nicht mehr zu gehen. Durch diese offene Tür war es mir nun auch möglich jene Dinge zu erleben und zu spüren, die nur mich selbst betrafen. Diese Ausflüge in die Freiheit waren zwar oft nur sehr kurz, aber sie gaben mir das Gefühl, nicht zu verkümmern und halfen mir, meinen Geist wach zu halten. Sie ließen mich offen bleiben für die vielen schönen Dinge des Lebens, wenn auch meist nur in meinen Gedanken.
Nun aber wieder zurück in mein wirkliches Leben.

Franzi hat uns verlassen

Über die Jahre hatte ich ständig Kontakt zur Mutter eines anderen schwer kranken Kindes. Das Mädchen hieß Franziska, aber sie wurde von uns allen liebevoll Franzi genannt. Franzis Mutter und ich kannten uns seit der Geburt unserer Kinder. Franzi war nur knapp zwei Wochen jünger als unsere Elisa und ihre Mutter und ich telefonierten regelmäßig miteinander. Wir konnten uns durch unsere Gespräche gegenseitig stützen, es half einfach miteinander zu reden. Wir waren zwar sehr verschieden in unseren Charakteren und auch vielen unserer Ansichten, aber uns verband dieses gemeinsame Schicksal durch unsere Kinder, wir gingen denselben Weg. Ich hatte das Gefühl, dass sie meine Gedanken Elisa betreffend am besten verstehen konnte.

Eigentlich waren wir fast so eine Art Selbsthilfegruppe allerdings nur für zwei. In schweren Situationen kann nur jemand helfen, dem es ähnlich geht. Nur der, der es selbst erlebt oder erlebt hat, weiß um die Gefühle und Gedanken, die man in solchen Situationen hat.

Franzi ging es nie wirklich gut. Sie hatte zusätzlich zu allem, womit Elisa täglich kämpfen musste, auch noch sehr große Probleme mit ihrer Atmung und musste ständig abgesaugt werden. Aber ihr Gesundheitszustand war, gerade auch in den letzten Jahren, immer stabiler geworden und große Aufregungen blieben auch bei ihr aus.

Eines Tages, Franzi und Elisa waren beinahe sechs Jahre alt, rief mich Franzis Mutter an und erzählte mir, dass Franzi plötzlich hohes Fieber hatte und es ihr einfach sehr schlecht ginge. Ich spürte, dass sie sehr besorgt war. Es war anders als sonst. Schon viele Male zuvor hatte sie mich angerufen und mir erzählt, dass

es Franzi nicht gut ginge und auch ich meldete mich bei ihr immer wieder, wenn es Elisa mal nicht gut ging. Diesmal war jedoch etwas anders.
Ich spürte die Angst und die Sorge in der Stimme von Barbara und auch mich packte dieses beklemmende Gefühl, dass es diesmal anders war.
Bald darauf musste Barbara mit Franzi ins Krankenhaus, weil sich ihr Gesundheitszustand immer mehr verschlechterte. Wir telefonierten und ich erfuhr von Barbara, dass Franziskas Zustand sehr ernst war. Es gab kaum noch Hoffnung, dass sich das Kind vielleicht doch noch erholen könnte.
Meine Gedanken kreisten in den folgenden Tagen ständig um Franzi und natürlich auch um meine Elisa.
An einem Vormittag kam dann schließlich der Anruf von Barbara, in dem sie mir mitteilte, dass ihre Franzi gestorben sei. Es war wie ein Schlag ins Gesicht. Natürlich wusste ich, wie schlecht es um sie stand und natürlich hatte ich insgeheim auch täglich erwartet, diese Nachricht irgendwann zu erhalten. Im Gedanken hatte ich diese Situation schon x-Mal in den Tagen zuvor durchgespielt, denn ich wusste um den Zustand des Kindes, aber als es dann tatsächlich so weit war, traf es mich wie ein Blitz.
Ich war nicht fähig am Telefon auch nur irgendein Wort zu sagen.
Ich fühlte diese tiefe Trauer, diesen tiefen Schmerz, den man hat, wenn ein Kind stirbt.
Das Sterben eines Kindes bringt uns wohl an die Grenzen des Begreifbaren. Franzis Tod hatte jedoch auch noch eine ganz andere Dimension, denn hier handelte es sich um das Sterben eines Kindes, dessen Sterben schon von Geburt an, durch die schwere Erkrankung, immer erwartet wurde und trotzdem in seiner Tragik eine unendliche schmerzliche Traurigkeit in mir auslöste.
Gleichzeitig aber war da auch dieses Gefühl des Verlassenseins, des Alleinseins, das sich nun in mir ausbreitete. Barbara und Franzi waren unsere Wegbegleiter auf diesem bisher gemein-

samen Weg, den nur so wenige kennen und den wir, meine Elisa und ich, nun alleine weitergehen mussten. Sie hatten uns verlassen, Franzi und Barbara, so empfand ich es.
Und auch ein anderes Gefühl schien immer wieder in mir hochkriechen zu wollen. Ein Gefühl, das ich immer wieder unterdrücken wollte, das aber immer wieder auftauchte. Auch wenn ich es von mir weg schob und versuchte es zu verbannen, es kam doch immer wieder zurück.
Barbara und ihr Mann hatten ein zweites Kind, einen gesunden quirligen Jungen. Ich erwischte mich beim Gedanken daran, dass es ihnen nun, da Franzi nicht mehr da war, wieder möglich war ein ganz normales Leben zu führen, um das ich sie beneidete. Ich beneidete sie um diese, von mir so ersehnte, Unbeschwertheit, diese unbeschreibliche Freiheit in all ihrem Tun, die sie nun wieder zurückbekommen hatten. Ich beneidete sie um die Nächte des tiefen, ungestörten Schlafes, die sie nun hatten und um die Sorglosigkeit, mit der sie nun ihr weiteres Leben leben konnten.
Ich weiß nicht, ob jemand, der nicht selbst eine solche Situation erlebt hat, diese meine Gefühle und Gedanken wird verstehen können.

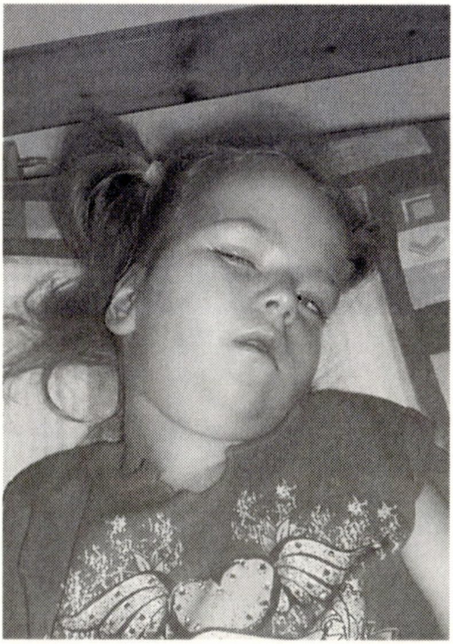

Ich liebe meine Elisa. Sie ist meine Tochter und ich liebe sie mit aller Intensität und bedingungslosen, aufopfernden Fürsorge, wie eine Mutter ihr Kind nur lieben kann. Und doch ist sie da, diese Sehnsucht nach Unbeschwertheit, nach Freiheit, die mich immer wieder quält. Gleichzeitig auch das schlechte Gewissen, überhaupt solche Gedanken haben zu können.

Asthma zum Geburtstag

Elisa war nun beinahe sechs Jahre alt. Ihr gesundheitlicher Zustand war in den letzten Monaten eigentlich recht stabil. Ich merkte aber, dass sich Elisa, je älter sie wurde, auch immer weniger bewegte. Elisa hatte sich natürlich auch in den letzten Jahren nicht wirklich viel bewegt, aber ein Hin- und Herbewegen des Köpfchens und ein kurzes, wenn auch völlig unkontrolliertes Bewegen der Beine war ab und zu schon mal vorgekommen. Je älter unsere Tochter nun wurde, umso seltener waren solche Bewegungen. Meistens lag Elisa nur da und bewegte sich überhaupt nicht. Auch ihre Gelenke schienen trotz regelmäßiger wöchentlicher Physiotherapie immer mehr einzurosten.

Das Schlucken wurde immer schwieriger, und Elisa konnte mittlerweile Nahrung nur noch über ihre Sonde aufnehmen. Es war nicht mehr möglich breiige Nahrung mit dem Löffel zu verabreichen.

Vor allem beim Ansehen älterer Videoaufnahmen, auf denen unsere Tochter im Alter von ungefähr drei Jahren zu sehen war, wurde mir so richtig bewusst, wie sehr sich ihr Zustand im Laufe der Zeit doch verschlechtert hatte. Freilich, die Krampfanfälle waren viel erträglicher geworden und auch dieses Erbrechen, das uns in den ersten Jahren so zu schaffen machte, hatten wir sehr gut in den Griff bekommen. Aber was ihre aktive Teilhabe am Leben betrifft, das Wachsein, das tatsächlich bewusste Erleben, so ist unsere Elisa nur noch sehr selten wirklich bei uns. Die meiste Zeit über schläft sie, die Wachphasen unseres Kindes werden immer kürzer. Es scheint, als würde sie immer mehr und immer schneller ermüden.

Ja, es war nun kurz vor ihrem sechsten Geburtstag, als mir auffiel, dass Elisa plötzlich Schwierigkeiten beim Atmen hatte. Sie musste sich irrsinnig dabei anstrengen und ich hatte das Gefühl, dass sie nicht genug Sauerstoff in ihre Lungen bekam. Auch das Liegen am Rücken schien ihr immer mehr Probleme zu bereiten und so lagerte ich sie immer seitlich, wobei Elisa vor allem eine Seite bevorzugte, auf der anderen blieb sie nur kurz liegen.

Diese Lagerung wurde auch immer mehr zum Problem, denn ich konnte meine Tochter ja nicht immer nur auf eine Seite lagern und sie so den ganzen Tag liegen lassen. Nahm ich sie auf den Arm, fing sie an zu schreien und zu husten und drohte zu ersticken. Legte ich sie in ihrem Bett auf den Rücken, bekam sie zusehends Atemprobleme und legte ich sie auf die rechte Seite, so ging das nur für wenige Minuten, bis sie anfing zu weinen und zu husten.

So blieb uns meist nur die Lage auf der linken Seite, doch sogar wenn sie so lag, bekam sie nicht genügend Luft. Die Situation besserte sich auch in den nächsten paar Tagen nicht. Es war ein Freitagvormittag, ich war im Büro und meine Krankenschwester war bei Elisa zu Hause. Es war die Woche vor ihrem sechsten Geburtstag. Ich war also gerade an meinem Arbeitsplatz, als mich unsere Krankenschwester anrief und mir sagte, dass sie sich ernsthaft Sorgen machte, weil Elisa beinahe keine Luft zu bekommen schien. Ich fuhr natürlich sofort nach Hause und versuchte meinen Hausarzt zu erreichen, der jedoch gerade an diesem Tag auf einer Fortbildung war. So rief ich einen anderen Arzt an. Man muss sich das vorstellen: Man hat ein schwerstbehindertes Kind, ist eigentlich in den ganzen Jahren ziemlich auf sich allein gestellt, was die Betreuung und die medizinische Versorgung betrifft, da ja die Ärzte auch nur raten können und in unserem Fall mit ihrem Latein relativ bald am Ende sind. Ich kam auch immer sehr gut mit der Versorgung meines Kindes zurecht und ich war mittlerweile selbst schon zur Intensivkrankenschwester mutiert. Kleinere „Unpässlichkeiten“ meiner Tochter konnten mich nach allem, was wir schon erlebt hatten, nicht mehr wirklich aus dem Gleichgewicht bringen. Nun war es an diesem Tag aber so, dass meine Tochter zum ersten Mal wirklich große Atemprobleme hatte und ich mir ernsthaft Sorgen machte.

Ich rief also diesen anderen Arzt an, der Elisa zwar nicht so gut aber doch kannte. Ich erzählte ihm von meiner Sorge und sagte ihm, dass er doch kommen sollte, da ich das Gefühl hätte, dass mein Kind kaum noch Luft bekommt. Wie gesagt, ich war wirklich in großer Sorge. Es war ungefähr 12 Uhr mittags und ich hatte große Angst, weil ich nicht wusste, was los war, warum mein Kind plötzlich kaum noch Luft bekam? Was bekam ich in dieser Situation von diesem Arzt aber nun am Telefon zu hören? Er fragte mich, ob ich etwas Schleimlösendes zu Hause hätte und meinte, er würde dann am Nachmittag schon einmal vorbeikommen.

Ich dachte, ich höre nicht richtig. Vielleicht reagiere ich zu heftig, aber ich denke, wenn eine Mutter anruft und sagt, dass ihr schwerstbehindertes Kind keine Luft mehr bekommt, sollte sich der Arzt nicht bis irgendwann am Nachmittag mit einem Hausbesuch Zeit lassen.

Soviel zum Berufsverständnis mancher Ärzte.

Ich rief natürlich sofort im Krankenhaus in der Kinderstation an und hatte diesmal sogar Glück, dass auch unser so vertrauter Oberarzt Dienst hatte. Ungefähr eine Stunde später fuhr ich mit Elisa per Rettungsauto bereits ins Krankenhaus. Zuvor musste ich ja noch meine große Tochter von der Schule und meine kleine Tochter vom Kindergarten abholen. Ich rief meinen Mann bei der Arbeit an, und erklärte ihm, dass er so schnell wie möglich nach Hause kommen sollte, damit ich mit Elisa abfahren konnte. Im Krankenhaus angekommen, wurde Elisa sofort von unserem Arzt in Empfang genommen und untersucht.

Nach einem gründlichen Abhören und einer anschließenden sofort veranlassten Röntgenuntersuchung der Lungen stand die Diagnose fest. Elisa hat Asthma.

Wenn nun jemand glaubt, diese Diagnose hätte mich tief getroffen, der irrt. Im Gegenteil. Ich war richtiggehend erleichtert, dass es „nur" Asthma war. Nach dem Tod von Franzi war ich schon auf viel Schlimmeres gefasst und hatte schon die ärgsten Befürchtungen.
Asthma konnten wir behandeln, und ich konnte mein Kind auch am selben Tag wieder mit nach Hause nehmen.
Eine Woche später hatte meine Tochter ihren sechsten Geburtstag. Wie sah der nun aus, wie konnte mein Kind ihren sechsten Geburtstag „feiern"?
Sie lag wie immer ziemlich reglos im Bett, auf ihrer geliebten linken Seite. Sie wurde morgens von sieben Uhr bis halb neun Uhr sondiert. Danach hatte sie wieder ihre Atemprobleme und wir inhalierten 15 Minuten mit Sultanol und anschließend 15 Minuten mit Pulmicort. Dann schlief sie relativ ruhig bis zwölf Uhr. Um zwölf wurde wieder sondiert bis ungefähr 13.30 Uhr. Danach inhalierten wir wieder 15 Minuten. Zwischendurch hatte Elisa einige kürzere Krämpfe. Sie spürte wahrscheinlich das Wetter, das in den letzten Tagen ziemlich verrückt spielte. Nach dem Inhalieren schlief Elisa wieder. Am Nachmittag kam meine Schwester mit ihrer Tochter zu Besuch. Sie brachte eine Torte und ein Geschenk für Elisa. Elisa schlief die ganze Zeit und bemerkte gar nicht, dass wir Besuch hatten.
Nachmittags um 16.30 Uhr wurde sie wieder sondiert und danach bekam sie wieder ihre Inhalationen. Sie schien aber von allem nichts mitzubekommen und schlief noch immer.
Eigentlich schlief sie bis abends um 20 Uhr, da stand schon wieder Sondieren auf dem Programm. Am Abend hatte sie dann einige kurze Momente, in denen sie mit ihrer Hand das herunterhängende Mobile berührte, doch dann schlief unser Kind wieder ein. Das war der sechste Geburtstag meiner kleinen Tochter. Er verlief wie alle ihre Tage.
Ich hoffe nur, sie spürte wenigstens die vielen Küsse ihrer Mama und ihres Papas an diesem Tag. Am Rande bemerkt: Ihr Patenonkel, die Oma und der Opa hatten Elisas Geburtstag vergessen. Elisa bemerkte es nicht, aber ich schon.

Abschließende Gedanken

Ich habe schon einige dieser Erfahrungsberichte gelesen, in denen die Autorinnen vom Leben mit ihren behinderten Kindern berichten.
Es sind dies meist Frauen, Mütter, die von ihren Erlebnissen und von den Hürden des täglichen Alltags erzählen, nie aber lese ich Geschriebenes von Männern und Vätern.
Es sind wohl auch die Frauen, die den größten Teil der Verantwortung tragen, sie sind es, die den Hauptteil der täglich zu bewältigenden Aufgaben übernehmen und sie sind es auch, die mit den psychischen Belastungen und den vielen Ängsten und Sorgen meist ziemlich allein gelassen werden.
Und doch erscheinen diese Erfahrungsberichte jener Autorinnen meist sehr positiv.
Ich hätte wohl keines jener Bücher schreiben können, in denen die Mütter immer wieder davon berichten, wie diese Ereignisse, diese Krankheiten und Behinderungen ihrer Kinder, sich letztendlich doch positiv in ihrem Leben ausgewirkt haben.
Jene, die davon schreiben, wie intensiver und bewusster sie doch das Leben durch eine solche Erfahrung nun leben würden. Jene, die plötzlich sehr zufrieden mit dem Leben und ihrem Schicksal zu sein scheinen und in allem und jedem doch den Sinn für das Positive, das daraus folgen soll, erkennen können.
Ich möchte bestimmt keiner dieser Autorinnen zu nahe treten und fühle mich auch nicht dazu berechtigt diese Bücher zu kritisieren.
Ich muss an dieser Stelle vielleicht auch differenzieren. Behinderung ist nicht gleich Behinderung. Es gibt viele wirklich sehr schwer behinderte Kinder, die allerdings trotz all ihrer Einschränkungen die Möglichkeit haben, sich am Leben erfreuen

zu können. Es gibt Kinder, die trotz völliger Bewegungsunfähigkeit aus vollem Herzen über etwas lachen können. Es gibt Kinder, die sich trotz all ihrer geistigen und körperlichen Beeinträchtigungen freuen können und sei es auch über noch so kleine Dinge des Lebens. Kinder, mit denen es den Eltern möglich ist, zu kommunizieren, sich auszutauschen. Meine Elisa gehört nicht zu diesen Kindern.

Ich habe mir oft die Frage gestellt, was meine Elisa eigentlich von ihrem Leben hat.

Ich weiß nicht, ob sie das Gefühl der Freude kennt, ich weiß nicht, ob sie das Blau des Himmels und das Grün der Wiesen sieht. Ich weiß nicht, ob sie den Duft des Meeres gerochen hat und ich weiß nicht, ob sie ihre Mama erkennt.

Ich glaube es nur, ich hoffe es nur, und ich wünsche es mir. Ich glaube, dass sie mich erkennt, dass sie meine Liebe, meine zärtlichen Berührungen spürt. Ich glaube auch, dass sie mein Gesicht sieht und dass sie mich an meiner Stimme und an meinem Geruch erkennt. Ich hoffe, dass sie doch wenigstens ein wenig von den schönen Dingen, die uns umgeben, sowohl visuell als auch akustisch, wahrnehmen kann und ich wünsche mir, dass all dies das Leben für mein geliebtes Mädchen lebenswert und schön macht.

Ist es denn nicht das Glück des eigenen Kindes, das für jede Mutter wohl das Wichtigste bedeutet? Doch ist meine Elisa ein glückliches Kind? Ich habe mein Kind noch nie lachen gesehen, wie weiß ich, ob sie glücklich ist?

Ich kann nur hoffen und glauben und es mir wünschen.

Vielleicht schwingt in diesen Sätzen ein wenig Selbstmitleid mit, das möchte ich gar nicht leugnen, doch vor allem ist es Mitleid, ja Mitleid mit meinem Kind. Dieses kleine Mädchen wurde geboren und hat, seit es auf der Welt ist, so viele Schmerzen ertragen müssen. Sie kann so wenig an schönen und guten Empfindungen wahrnehmen. Freilich, ich weiß es nicht, ich weiß nicht, was meine Elisa tatsächlich fähig ist an positiven Wahrnehmungen zu erfahren, aber es ist ohne Zweifel sehr wenig im Vergleich dazu, was dieses kleine Geschöpf alles erdulden muss.

Immer wieder versuche ich mir einzureden, dass Elisa bestimmt glücklich ist, denn sie kennt ihr Leben ja nicht anders und wir lieben sie und versuchen, ihr das Leben so angenehm wie nur möglich zu gestalten. Doch eigentlich versuche ich mir mit diesen Gedanken doch nur selbst zu helfen. Ich weiß, dass das Leben für mein Kind nicht wirklich sehr viel Schönes bietet, aber vielleicht, und das hoffe ich und wünsche ich mir aus ganzen Herzen, ist das Wenige, das es Elisa bietet, und das, was wir ihr als Eltern zu geben versuchen, für sie schon genug.

Ich gehöre nicht zu jenen, die auf die Frage, ob sie, wenn sie die Möglichkeit hätten ihr Leben noch einmal zu leben, etwas anders machen würden, antworten, sie würden wieder alles genau so machen und sie würden alles wieder genauso haben wollen.

Auch auf die Gefahr hin auf völliges Unverständnis zu stoßen, muss ich sagen, wenn ich noch einmal vor die Wahl gestellt werden würde, ja, dann würde ich vieles anders machen und ich würde ganz gewiss vieles in meinem Leben anders haben wollen.

Und was diese positiven Erkenntnisse betrifft, diese Sichtweise, dass man aus jeder Krise doch gestärkt hervorgeht und einem so wieder zu einem glücklichen Leben verholfen werden soll, auch diesen Aussagen kann ich nicht wirklich viel abgewinnen. Trotz meines abgeschlossenen Soziologiestudiums und dem vielen Gelesenem zum Thema Krise, kann ich dieses Gelaber vom gestärkten Hervorgehen und dem ach so positiven Aspekt jeder Krise gar nicht mehr hören.

Natürlich, durch die Erkrankung und Behinderung unserer Tochter konnte ich auch sehr viel Positives erfahren. Ich bekam sehr viel Unterstützung von meiner Umwelt, von Menschen, von denen ich zuvor gar nicht gedacht hätte, dass sie so großen Anteil nehmen würden.

Durch diese Erfahrungen konnte ich reifen, ich konnte wachsen an den Aufgaben, vor die ich täglich gestellt wurde, und wurde in vielem auch mutiger und stärker. Doch trotz allem: Würde ich alles auf eine Waagschale legen müssen, so wäre doch der Teil mit den Entbehrungen, unerfüllten Wünschen und Sehnsüchten, mit Sorgen und Leid, mit Traurigkeit und Hilflosigkeit ungleich schwerer als jener mit den positiven Erfahrungen, die ich durch die Erkrankung meiner Tochter gemacht habe.

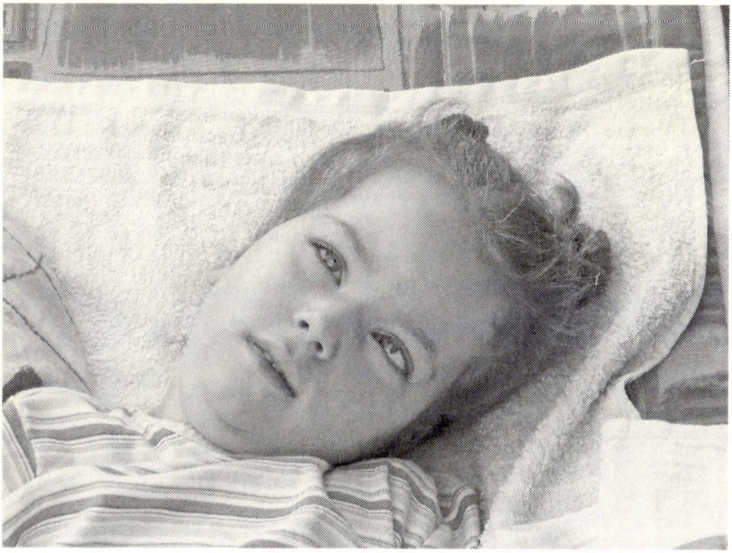

Ich liebe dich!